EL LIBRO DE TRABAJO DE SALUD TELEMENTAL

30+ actividades para profesionales de salud mental que trabajan con jovenes

Flor Chaidez PPSC, LCSW
Veronica Obregon LCSW, Ed.D.

innovativeink
PUBLISHING
A Division of Kendall Hunt

innovativeink PUBLISHING

www.innovativeinkpublishing.com
Send all inquiries to:
4050 Westmark Drive
Dubuque, IA 52004-1840

Print ISBN: 979-8-3851-6220-8
Ebook ISBN: 979-8-3851-6221-5

Published in the United States of America

Tabla de Contenido

Prefacio 2024

Lecciones Aprendidas

En 2020, publicamos nuestra publicación inicial para apoyar a nuestros colegas—proveedores de salud mental—que lograron con éxito la transición de sus organizaciones, agencias y consultas privadas a servicios de telemental salud (TMH) remotos. La pandemia global de COVID-19 alteró rápidamente el panorama de la práctica de la salud mental, haciendo necesaria esta transición. Nuestro objetivo era realizar una investigación académica que sustentara esta transición y compilar actividades prácticas en un manual fácil de usar para los clínicos. Queremos agradecer a nuestros lectores por apoyar nuestro trabajo mientras nosotros trabajamos para apoyar a los clínicos de salud mental que utilizan telemental salud.

Ahora, cuatro años desde la publicación inicial, hemos ampliado nuestro trabajo añadiendo más actividades y proporcionando una traducción al español. La segunda edición incluye ? actividades adicionales, ofreciendo a los clínicos una mayor variedad de herramientas. La inclusión de una traducción al español responde a las repetidas solicitudes de nuestros lectores y colegas, quienes destacaron la escasez de recursos de salud mental en español. Nuestro objetivo sigue siendo cerrar esta brecha, proporcionando herramientas culturalmente relevantes que resuenen con las experiencias vividas de los clientes.

A lo largo de este viaje, hemos obtenido valiosas ideas, y la investigación actual indica tanto ventajas prometedoras como desafíos notables en la implementación de servicios de telemental salud (Lipschitz et al., 2023). La necesidad de herramientas culturalmente fundamentadas en entornos remotos es evidente, ya que la telemental salud se ha convertido rápidamente en una parte integral de los servicios de salud mental.

Todos hemos aprendido algunas lecciones desde 2020, por lo que queremos compartir algunas investigaciones sobre las "Lecciones Aprendidas" durante la pandemia de COVID-19. El estudio de la American Psychological Association sobre las perspectivas de los clínicos reveló una demanda de mayor capacitación para garantizar la entrega de atención de salud mental remota de alta calidad (Lipschitz et al., 2023). Las ventajas parecen superar las desventajas del trabajo remoto, por lo que continuamos proporcionando recursos para los clínicos de salud mental. La Tabla 1 a continuación proporciona una revisión de las ventajas enumeradas en la investigación realizada por la American Psychological Association.

Tabla 1

Perspectivas de los Proveedores sobre la Implementación de Salud Telemental: Ventajas

Aumento de la Utilización: La TMH facilita que los clientes asistan a sus sesiones.	
Acceso	• Acceso significativamente mejorado para los pacientes, eliminando la necesidad de transporte confiable o cuidado de niños, evitando el tráfico, ahorrando en costos de estacionamiento y reduciendo los riesgos para la salud durante la pandemia.
Asistencia	• Reducción de ausencias, con algunos señalando que las sesiones de TMH tenían más probabilidades de comenzar a tiempo. • La simplicidad de encender una computadora fue particularmente útil para los clientes que a menudo tenían dificultades para llegar puntualmente a las citas.
Proceso Terapéutico: Oportunidades adicionales para construir una relación de confianza.	
Percepción Clínica	• Oportunidades aumentadas para construir una relación que no era posible en persona porque podían ver dónde vivían y conocer contactos colaterales (familia, amigos, mascotas).
Divulgación Personal	• Algunos clientes estaban más dispuestos a divulgar temas sensibles a través de TMH e incluso más dispuestos a hacerlo por teléfono (se deben considerar temas como el diagnóstico, la edad del cliente y los desafíos tecnológicos).
Bienestar del Proveedor: Más tiempo para la vida personal y control sobre el espacio de trabajo.	
Equilibrio Vida-Trabajo	• Menos tiempo en el trayecto al trabajo, poder tomar descansos al mediodía para hacer ejercicio o realizar tareas contribuyó a la armonía vida-trabajo.

Calidad del Lugar de Trabajo	• Los espacios de trabajo en casa tenían una ventana o mejor calidad de aire que su oficina tradicional. • Los participantes que usualmente utilizaban espacio de oficina informaron que trabajar de manera consistente en un solo lugar mejoró su atención clínica debido a un acceso más fácil a materiales como libros y folletos.

Nota: Para las desventajas, por favor revise Lipschitz et al. (2023) para más información.

Prefacio 2020

Este libro fue escrito para apoyar a los proveedores de salud mental que han migrado a servicios de salud telemental como resultado del COVID-19, un factor estresante ambiental o un desastre natural. La pandemia de COVID-19 cambió abruptamente el panorama de la salud mental en Estados Unidos a mediados de marzo de 2020. Antes de eso, la mayoría de los proveedores de salud mental y sus clientes tenían acceso a escuelas, entornos comunitarios de salud mental y entornos seguros para el contacto cara a cara en apoyo a la salud mental. El 29 de febrero de 2020 es la fecha de la primera muerte oficial por COVID-19 reportada en los EE. UU. y el número creció rápidamente a un ritmo exponencial (Worldometers.info, 2020). Para el 15 de marzo hubo 73 muertes que aumentaron a 109,000 muertes para el 3 de junio de 2020 (Worldometers.info, 2020). El 15 de marzo también marcó el primer día de "cuarentena" en Los Ángeles. Las medidas de salud pública de COVID-19 alteraron la forma de nuestra cultura al requerir que la mayoría de las personas en el país cerraran sus puertas a medida que aumentaban los llamados al distanciamiento social. Los proveedores de salud mental eran considerados trabajadores esenciales, pero la mayoría no podía continuar con el contacto cara a cara y tuvieron que cambiar rápidamente a la salud mental en línea.

Este cambio o transición hacia entornos en línea fue fácil para muchos, pero desafiante para otros que lucharon por encontrar capacitación y apoyo. Clark y Estes (Clark, 2008) describen un modelo de análisis de brechas para ayudar a comprender por qué las personas no desempeñan sus funciones en el entorno laboral. Ellos argumentan que esto se debe a una falta de motivación, conocimiento o herramientas/recursos. Básicamente, las personas tienen un desempeño deficiente porque no quieren hacer su trabajo, no saben cómo hacerlo o no tienen las herramientas ni los recursos para hacer su mejor trabajo. Esperamos que este libro motive a los proveedores de salud mental a querer participar en la salud mental en línea porque la base de evidencia describe esto como una práctica prometedora y efectiva. Este libro también proporciona herramientas para que los proveedores de salud mental las utilicen y les ayuden a responder la pregunta: ¿Qué puedo hacer en línea con mis clientes? Este libro proporciona herramientas que ayudan a los proveedores de salud mental a trabajar con sus clientes a medida que nuestra comunidad se traslada a entornos en línea para mejorar el acceso al tratamiento.

Evidencia Práctica Prometedora

Comencemos con la evidencia. Una búsqueda sencilla en Google Scholar utilizando los términos salud telemental, salud teleconductual y salud mental virtual revela más de 108,500 estudios realizados entre 2015 y 2020. Otra búsqueda en Google Scholar con el término "salud mental en línea" revela más de 800,000 estudios realizados entre 2015 y 2020. Este método de entrega está bien estudiado e investigado y ha sido analizado en miles de estudios en todo el mundo incluso antes de la pandemia de COVID-19. La salud telemental no es un fenómeno nuevo. Es un método de entrega basado en evidencia que tiene muchas aplicaciones no solo para usarse durante cuarentenas. ¡Así que no te rindas todavía!

De hecho, este método de entrega llegó para quedarse y gran parte de la evidencia informa que es eficaz (Hilty et al., 2013). La investigación académica apunta a resultados muy prometedores en varios dominios para el uso de la salud telemental (Hilty et al., 2013). La salud telemental se muestra prometedora en brindar acceso a servicios, brindar apoyo después de desastres naturales, trauma, apoyo a cuidadores y TDAH, por nombrar algunos.

Acceso

La salud telemental mejora el acceso a los servicios de salud mental de las comunidades afectadas por la pobreza, las disparidades en salud y educación y el estatus migratorio. Los servicios de salud telemental se han utilizado para superar las barreras a las derivaciones de proveedores de atención primaria a centros de salud mental (Contreras et al., 2018; Myers & Comer, 2016). Los servicios de salud telemental también se han utilizado para brindar acceso a poblaciones rurales que no viven cerca de una agencia de salud mental (Ulzen, Williamson, Foster y Parris-Barnes, 2013). Dado que las cuarentenas del presente y el futuro perjudican la capacidad de una persona para salir de su hogar, es lógico que los proveedores de salud mental deben aprender cómo brindar salud telemental a sus clientes para mejorar el acceso.

Trauma

La salud telemental se ha mostrado prometedora y eficaz en el trabajo sobre traumatología (Hassija & Gray, 2011; Jones y otros, 2014; Stewart, Orengo-Aguayo, Cohen, Mannarino, & de Arellano, 2017; Stewart, Orengo-Aguayo, Wallace, Metzger, & Rheingold, 2019). Los proveedores de salud mental informados sobre el trauma son conscientes de que el trauma es real, que afecta la cognición y el desarrollo del cerebro (Brunzell, Stokes y Waters, 2016). Algunas investigaciones han demostrado que la Terapia Cognitiva Conductual Centrada en el Trauma (TF-CBT) a través de tecnología de salud telemental es una forma eficaz de tratar a niños y familias (Jones et al., 2014).

Desastre Natural

La salud telemental también se ha utilizado para ayudar a millones de personas después de desastres naturales (Augusterfer, Mollica, & Lavelle, 2015; Augusterfer, Eugene, Mollica, & Lavalle, 2018; Revere et al., 2011). El 13 de marzo, Estados Unidos declaró una emergencia nacional identificando la pandemia de COVID-19 como un desastre natural para la salud. Los estudios demuestran eficacia en trabajar con víctimas de desastres provocados por el hombre, guerras, huracanes, tsunamis y terremotos (Augusterfer et al., 2015). El apoyo de la salud telemental también puede reducir de manera crítica los efectos negativos psicológicos de los impactos de los desastres (Augusterfer et al., 2018).

Relación Terapéutica

La salud telemental tal vez sea una nueva dirección para muchos médicos, pero se ha utilizado durante los últimos 20 años en diferentes entornos y con tecnologías en constante evolución. Existía vacilación en muchos médicos que argumentaban que la salud mental en línea "simplemente no sería lo mismo" y perjudicaría la relación terapéutica. Seamos claros, no es lo mismo, pero sigue siendo muy útil y aún se puede establecer una relación terapéutica dentro de las condiciones en línea (Glueck, 2013; Goldstein & Glueck, 2016; Grady et al., 2011; Lopez, Schwenk, Schneck, Griffin, & Mishkind, 2019). Algunos consideran que la relación terapéutica es el elemento más importante para el cambio de comportamiento (Stamoulos et al., 2016). La investigación también informa que la mejora del cliente está relacionada con la capacidad del cliente y del terapeuta para relacionarse entre sí (Lambert & Barley, 2001). Afortunadamente, existe una gran cantidad de evidencia que demuestra que los médicos pueden construir una relación terapéutica mientras se utiliza la salud telemental (Glueck, 2013). Consulte el Apéndice A para obtener una lista de estrategias.

Conclusión

Este libro fue escrito para proporcionar ideas y actividades creativas pero concretas para su uso mientras brinda servicios de salud telemental a sus clientes. Las hojas de trabajo están destinadas a ser utilizadas por profesionales cualificados dentro de situaciones terapéuticas. El médico debe utilizar sus propios métodos clínicos de entrenamiento, realizar una evaluación completa de la idoneidad del ajuste, tener en cuenta las etapas de desarrollo, consideración y evaluación continua de la viabilidad de las actividades para sus clientes. Las hojas de trabajo se pueden utilizar en diversos puntos de la relación terapéutica grupal o individual. Las hojas de trabajo pueden ayudar a identificar puntos de enfoque y ayudar en la evaluación. Puedes usar cualquier actividad en cualquier orden que consideres adecuada o apropiada para tu cliente. Puedes elegir cualquier actividad según tu criterio profesional. Se supone que estás practicando dentro de los protocolos legales y éticos de tu disciplina de salud mental.

La investigación muestra que la salud telemental es una práctica prometedora que se utiliza en diversos entornos y con poblaciones diversas. Las aplicaciones son infinitas. El libro está organizado para ofrecer una revisión de la investigación que respalda el uso de la salud telemental, proporciona 35 actividades para su uso y finaliza con un apéndice que incluye recursos y folletos relevantes. La página de referencias proporciona una rica lista de lecturas y fuentes académicas utilizadas para informar nuestros argumentos y destinados a tu lectura posterior. Debemos incluir un descargo de responsabilidad de que este libro no reemplaza la supervisión clínica. Por favor, permanece dentro del alcance de tu práctica y utiliza tu capacitación y experiencia para evaluar la idoneidad del ajuste al diagnóstico y las etapas de desarrollo de tus clientes antes de seleccionar cualquiera de estas actividades. Esperamos que utilices y disfrutes las actividades que hemos recopilado para que despierten tu imaginación y motivación para participar en la telemental salud.

Contribuciones

Nos gustaría expresar nuestra más sincera gratitud a los expertos que contribuyeron a nuestro libro. Su dedicación y conocimiento en traducción, ilustración creativa y salud mental han sido fundamentales para dar vida a este libro de trabajo.

Guadalupe Solis proporcionó servicios de traducción profesional, ayudándonos a convertir secciones clave del texto del inglés al español. Esto fue crucial para nuestros lectores que trabajan con clientes bilingües y necesitaban recursos que aborden las necesidades de salud mental de las comunidades hispanohablantes.

Frando Leal, nuestro talentoso ilustrador, creó imágenes fáciles de usar y replicar para nuestros folletos. Su visión artística añadió un encanto visual que hace que el libro de trabajo sea más atractivo y accesible.

Jaqueline Ferrer, MSW colaboró con Flor Chaidez, LCSW para desarrollar diez nuevas actividades para el libro. Su invaluable creatividad y arduo trabajo mejoraron significativamente el contenido, haciéndolo aún más efectivo y enriquecedor para nuestros lectores.

A cada una de estas increíbles personas, les extendemos nuestro más profundo agradecimiento. Sus contribuciones han dejado un impacto duradero en este proyecto y en las comunidades a las que servirá.

Actividades

TODAS LAS EDADES

Panda Ansioso

Objetivos:

- Brindar psicoeducación sobre síntomas somáticos de ansiedad.
- Crear conciencia sobre la ansiedad y las señales corporales.

Suministros necesarios para el clínico:	**Suministros necesarios para cliente:**
1. Folleto	1. Folleto

Instrucciones:

1. Compartir el folleto en la pantalla.
2. Explore con el cliente las diversas formas en que el panda está experimentando preocupación o ansiedad.
3. El clínico también puede utilizarlo como instrumento para iniciar la conversación y no compartir la pantalla con el cliente.

Páginas web, herramientas, recursos o notas útiles:

PANDA ANSIOSO

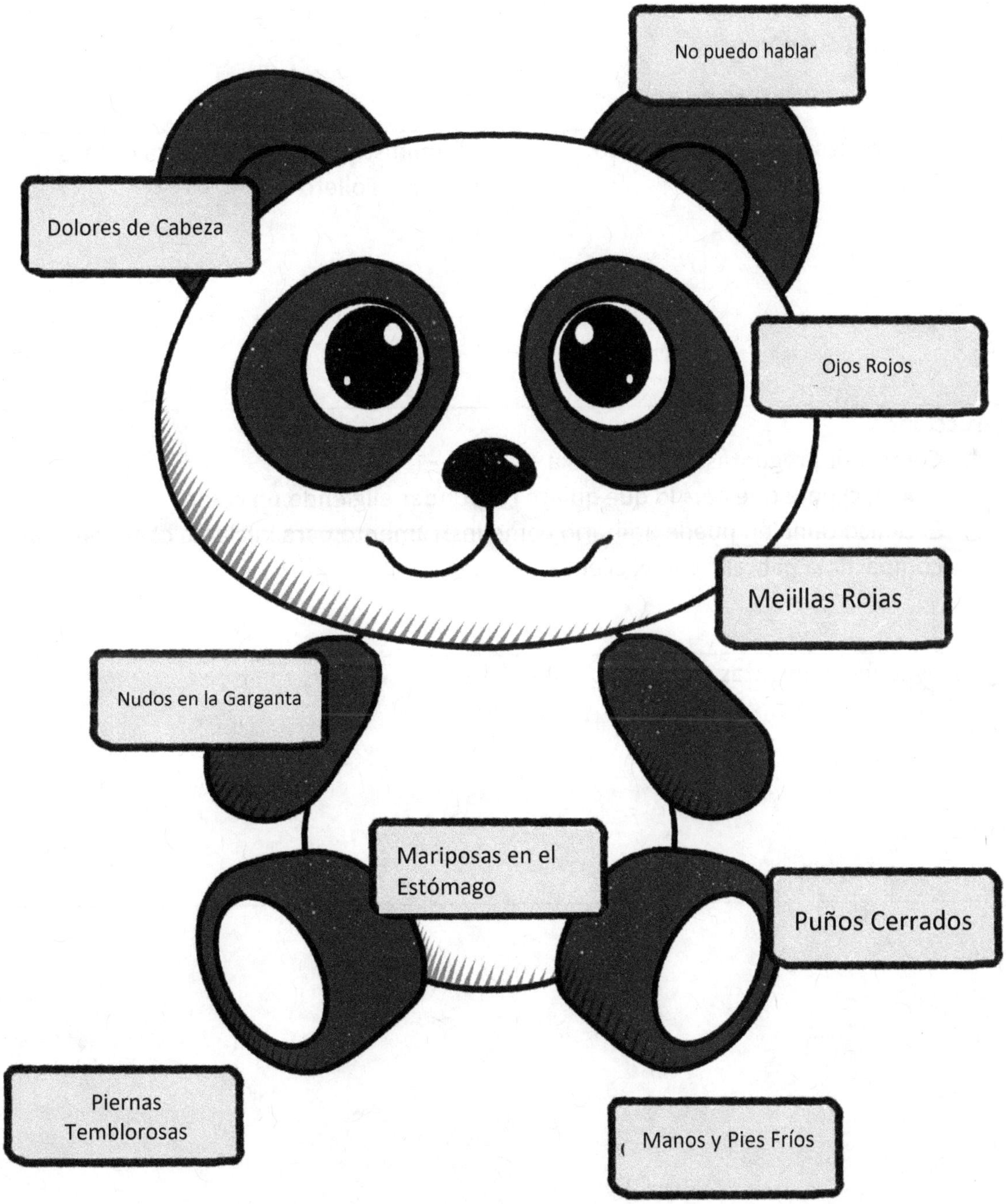

TODAS
LAS
EDADES

Preguntas Abiertas

Objetivos:

- Ayudar al cliente a articular sus pensamientos, sentimientos y emociones.
- Crear una relación terapéutica.
- Ayudar al cliente a articular su pensamiento.
- Motivar al cliente para que comparta material relevante sobre su vida, su forma de pensar y sus creencias.

Suministros necesarios para el clínico:	Suministros necesarios para cliente
1. Folleto	2. Folleto

Instrucciones:

4. Compartir preguntas en la pantalla.
5. Pida al cliente que elija lo que quiere responder eligiendo un color.
6. El clínico también puede utilizarlo como instrumento para iniciar la conversación y no compartir la pantalla con el cliente.

Páginas web, herramientas, recursos o notas útiles:

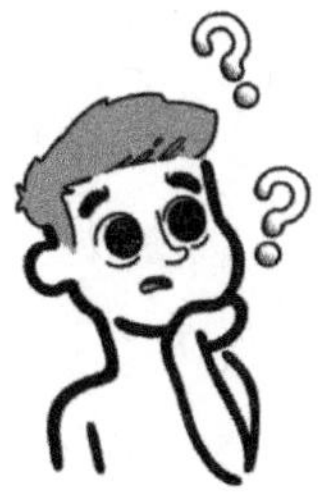

PREGUNTAS ABIERTAS

¿Qué parte del día fue su favorita?	¿Qué te gusta de la escuela?	Cómo piensas hacerlo
¿Qué hace un buen amigo?	¿Qué te entusiasma esta semana?	¿Qué podría haber hecho en su lugar?
Si pudieras tener un buen poder mágico, ¿cuál sería?	¿Qué es lo que más te gusta del fin de semana? ¿Por qué?	¿Cuál es su día favorito de la semana?
Si pudieras viajar a cualquier lugar, ¿Dónde sería?	¿Cuál es tu película favorita?	¿Cuál es tu libro favorito?
¿A qué te recuerda esto? ¿Por qué?	¿Cómo funciona?	¿Cómo sucedió?
¿Cómo se pueden mejorar las cosas?	¿En que son iguales/diferentes?	¿Cómo te sientes con lo sucedido?
¿Qué hubieras elegido?	¿Cómo puedes hacer que esa persona se sienta mejor?	¿Qué es lo que más te gusta de tu familia?

TODAS LAS EDADES

Romper la Ira

Objetivos: • Explora qué pensamientos, sentimientos o recuerdos son causa de la ira. • Enséñale al cliente que debajo de la ira puede haber diferentes emociones que conducen a la demostración de ira. • Proporciona una metáfora visual de lo que significa cuando dice "detrás de la ira".	
Suministros necesarios para el clínico: 1. Folleto	**Suministros necesarios para el cliente:** 1. Folleto 2. Lápiz/Pluma
Instrucciones: 1. Introducir hoja de trabajo al cliente. 2. Compartir tu pantalla o correo electrónico con el cliente. 3. Discutir la emoción de la ira y lo que se esconde detrás de la expresión de ira del cliente y qué circunstancias pueden haber desencadenado la emoción. 4. Decirle al cliente que haga un círculo y enumere todas las cosas que pueda pensar de lo que sucedió, lo que pensó, lo que recordó antes de enojarse. a. Dar un ejemplo.	
Páginas web, herramientas, recursos o notas útiles:	

A Veces en la superficie parece ira……

Lo que se ve en la superficie es solo una pequeña parte de lo que se esconde debajo.

Pero puede que se sienta triste, ofendido, molesto, celoso, rechazado, dolor, vergüenza, hambre, abrumado, herido, estresado, ansioso……

Piensa en lo que ha provocado tu enojo.

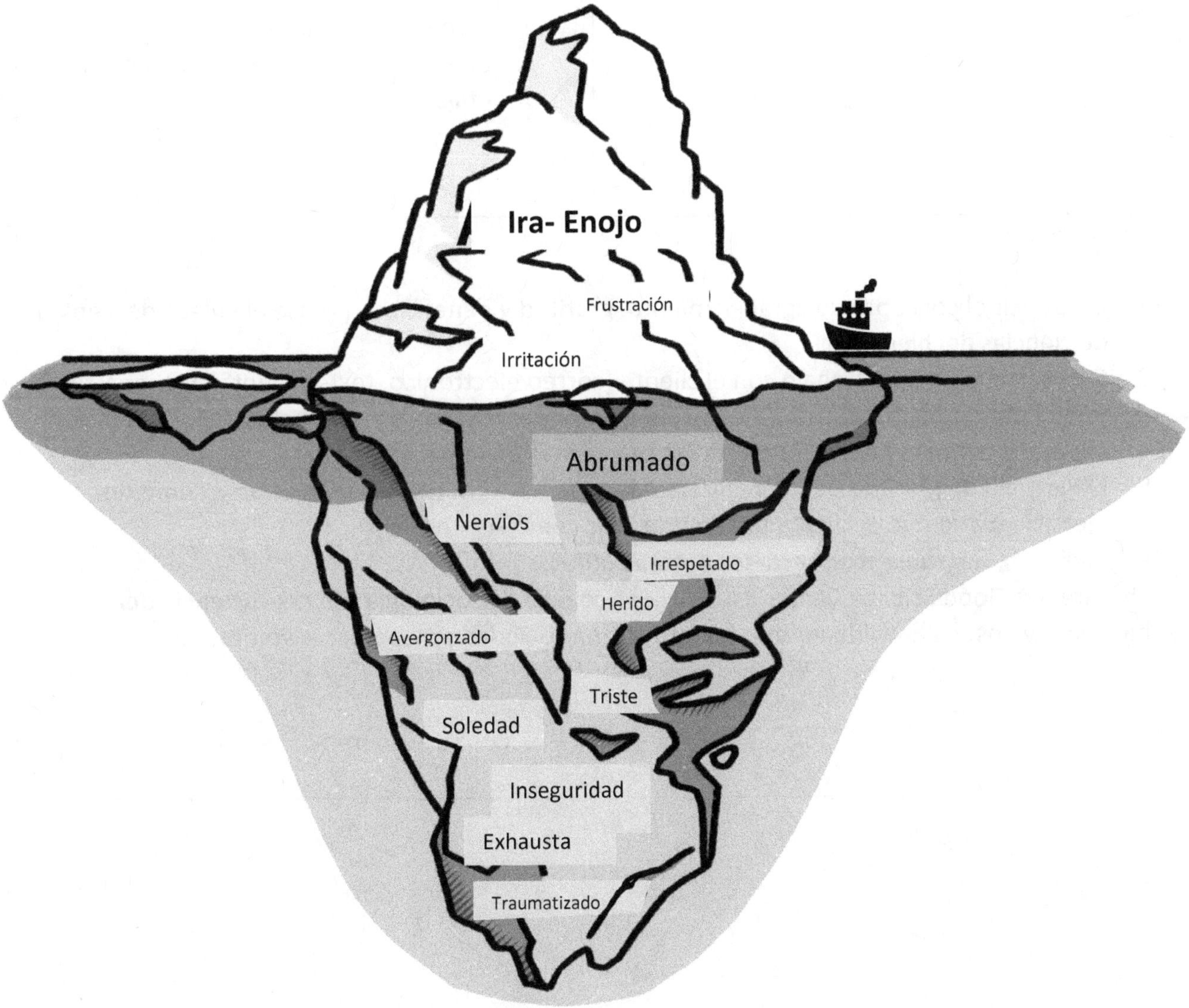

TODAS LAS EDADES

Ejercicio de Gratitud

Objetivo:
- Ejercicio de reformular para pasar de sentirse sin a sentirse abundante.
- Aumento de emociones positivas e introducción al ser consciente.

Suministros necesarios para el clínico:	**Suministros necesarios para el cliente:**
1. Folleto	1. Folleto 2. Algo que escribir 3. Cuaderno para tomar notas si no se utiliza el folleto.

Instrucciones:

1. Introducir el concepto de agradecimiento, gratitud y beneficios. (Véase el enlace del centro de ciencias del bienestar).
2. Compartir la hoja de trabajo con el cliente (correo electrónico, texto o pantalla compartida).
3. Puede utilizar instrumentos de escritura y así poder escribir las respuestas de los clientes.
4. El cliente también puede compartir las respuestas en el buzón de chat.
5. El ejercicio de gratitud puede realizarse de forma intermitente o introducirse como un ejercicio diario que el cliente puede practicar como ser consiente.

Páginas web, instrumentos, recursos o notas útiles:
The Greater Good Science Center estudia la psicología, la sociología y la neurociencia del bienestar y ensena habilidades que fomentan una sociedad próspera, resistente y compasiva.
https://ggsc.berkeley.edu

EMPIEZA Y TERMINA CADA DÍA CON UN CORAZÓN AGRADECIDO

Cosas que me gustan de ser yo

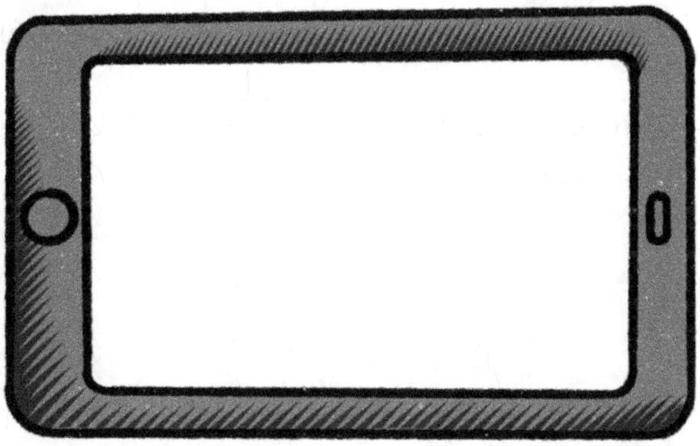

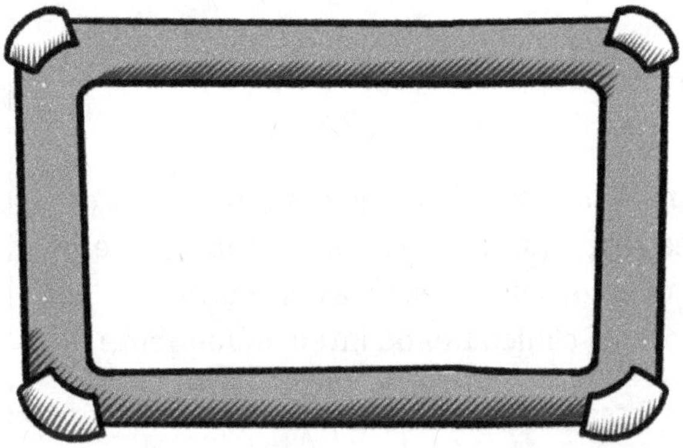

Estoy agradecido por estas personas

Lo que salió bien hoy

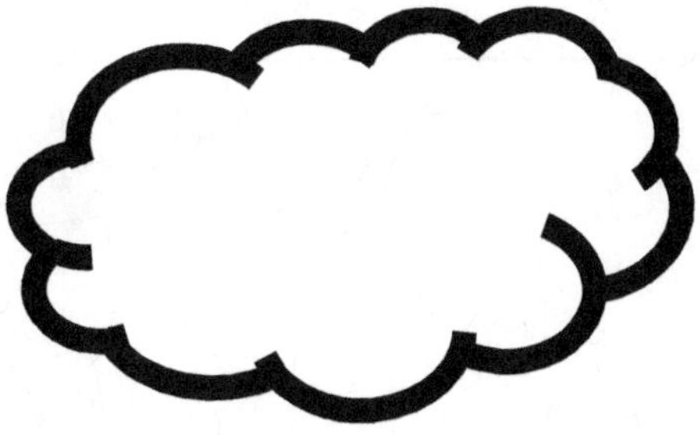

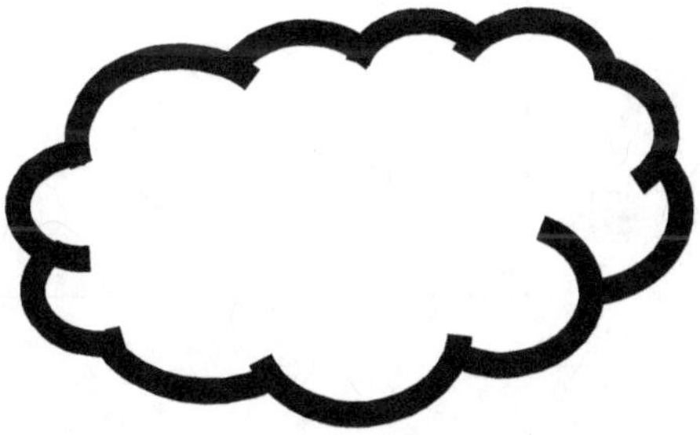

Estoy agradecido por

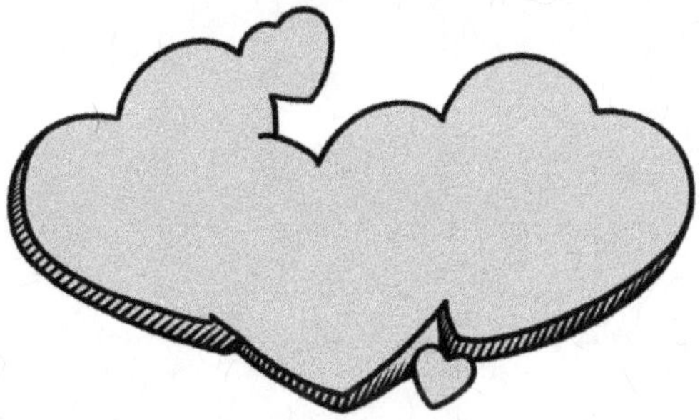

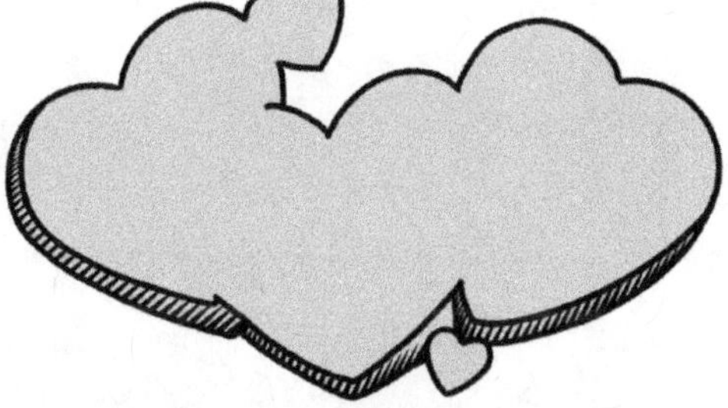

TODAS
LAS
EDADES

Para Conocerte

Objetivos: • Para familiarizarte con un cliente. • Para construir una relación terapéutica. • Para reunir información de identificación para la evaluación continua.	
Suministros necesarios para el clínico: 1. Folleto	**Suministros necesarios para el cliente:** 1. Folleto 2. Lápiz/Pluma 3. Cuaderno para tomar notas si no se utiliza el folleto.
Instrucciones: 1. Presentar la hoja de trabajo al cliente compartiendo la pantalla de la teleconferencia. 2. Permitir que el cliente elija las preguntas que desea responder. Esta hoja de trabajo puede repartirse en varias sesiones. Si el cliente es más joven, el clínico elige las preguntas. Dependiendo del motivo por el que se trate al cliente, el clínico puede intencionalmente obtener información.	
Páginas web, herramientas, recursos o notas útiles:	

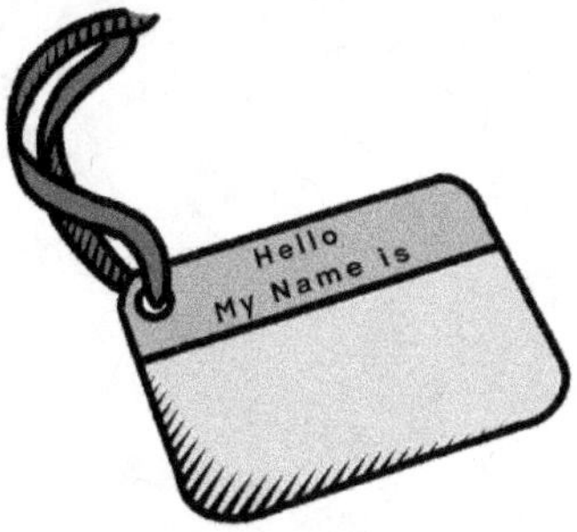

PARA CONOCERTE

Me gusta ____

Soy bueno en____

Mis amigos dicen____

Me preocupa cuando____

Una palabra que me describe es ______________________________________

Me enojo cuando ____

Mi familia es ____

Me molesta cuando____

Me pongo triste cuando ____

Tengo miedo de ____

Ojalá... ____

Cuando sea grande quiero ser ______________________________________

Dentro de diez años quiero ______________________________________

Lo que más me gusta hacer ______________________________________

Me encanta ____

Odio ____

Una vez tuve un sueño sobre ______________________________________

TODAS LAS EDADES

Identificación de Sentimientos

Objetivos:

- Ayudar al cliente a explorar los diferentes tipos de sentimientos.
- Aprender a nombrar el sentimiento asociado al comportamiento.
- Construir una relación terapéutica proporcionando una consideración positiva.
- Proporcionar psicoeducación sobre la empatía/compasión.

Suministros necesarios para el clínico:

1. Folleto

Suministros necesarios para el cliente:

1. Folleto
2. Lápiz/Pluma
3. Cuaderno para tomar notas si no se utiliza el folleto

Instrucciones:

1. Introducir el concepto de "sentimientos" con el cliente (ver página web).
2. Compartir la hoja de trabajo con el cliente mediante correo electrónico, texto o pantalla compartida.
3. El cliente mayor puede elegir que preguntas quiere responder.
4. Los niños más pequeños pueden necesitar que se les lea las preguntas.
    a. El cliente no tiene que responder a todas las preguntas en una sola sesión.

Páginas web, herramientas, recursos o notas útiles:

- Diferencia entre mis sentimientos y emociones: https://www.psychologytoday.com/us/blog/hide-and-seek/201412/whats-the-difference-between-feeling-and-emotion
- Esta hoja de trabajo es un precursor útil de la hoja de trabajo de la TCC.

Actividad de Identificar Sentimientos

Favor de escribir o describir lo siguiente:

- Un momento en el que sentiste miedo:
- Un momento en el que te sentiste triste:
- Un momento en el que te sentiste feliz:
- Un momento en el que te sentiste enojado:
- Un momento en el que te sentiste orgulloso:
- Un momento en el que sentiste no tener el control:
- Algo que te da miedo:
- Lo que piensas/sientes cuando piensas en sí mismo:
- Lo que piensas/sientes cuando piensas en tu mama:
- Lo que piensas/sientes cuando piensas en tu papa:
- Lo que piensas/sientes cuando piensas en tus amigos:
- Cómo describirías tu escuela:
- Algo que desearías volver a hacer:
- ¿Qué harías con un millón de dólares?
- Tres cosas que te gustan de ti mismo:
- Tres cosas que te gustaría cambiar o que no te gustan de ti mismo:
- Tres cosas que te gustaría hacer antes de morir:
- Algo que te gustaría cambiar en tu vida:
- ¿Cuál es tu punto fuerte? ¿Cuándo has sido capaz de utilizar tu fuerza para cambiar una situación negativa en una positiva?
- ¿Cómo te sentiste al hacer este ejercicio?

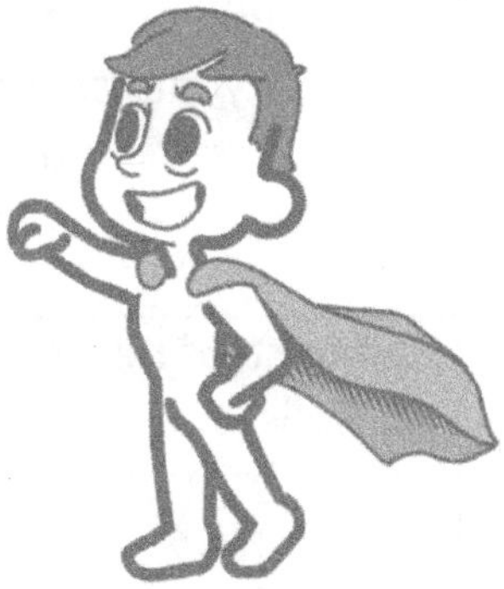

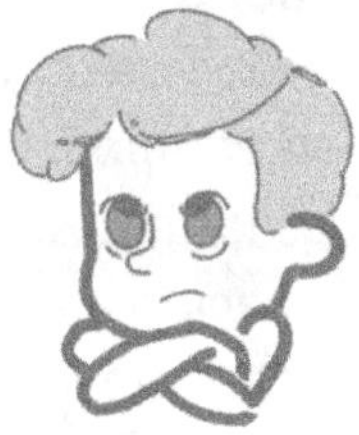

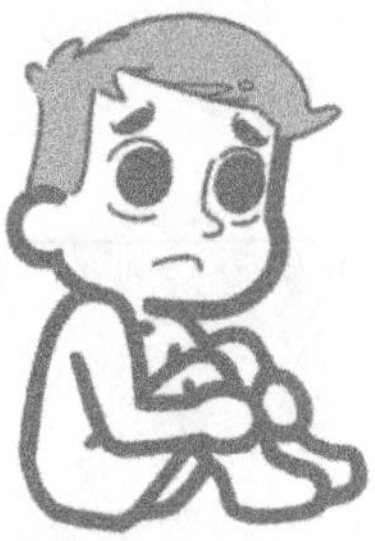

TODAS LAS EDADES

Adivinanzas Emocionales

Objetivos:

- Practicar la identificación de emociones y sentimientos.
- Ayudar a corregir los relatos del pasado que resultan hirientes.
- Construir una relación terapéutica logrando que el cliente salga de su zona de confort.

Suministros necesarios para el clínico:	**Suministros necesarios para el cliente:**
1. Folleto.	1. Folleto. 2. Algo con que escribir. 3. Cuaderno para tomar notas si no se utiliza el folleto.

Instrucciones:

1. Introducir el juego de adivinanzas al cliente. Indicarle al cliente que elija la frase y luego el jugador debe representar la farsa mientras el otro jugador tiene tres minutos para adivinar la respuesta correcta. Si lo aciertan dentro del plazo, el equipo se anota un punto. El clínico es un equipo y el cliente es otro. Ambos se turnan y esto continua hasta que se agotan todas las ideas. El equipo con más puntos gana. Puedes jugar hasta una determinada puntuación o establecer un límite de tiempo para el juego.
2. Compartir la hoja de trabajo con el cliente por medio de un texto, correo electrónico o compartiendo la pantalla.
3. Los clientes mayores de edad pueden elegir lo que quieren interpretar y los niños más pequeños pueden necesitar sugerencias.
4. El cliente puede necesitar la orientación y el estímulo del clínico.
5. Utilizar como herramienta para comprender mejor los procesos internos del cliente, así como para relatar historias pasadas. Es mejor cuando se utiliza en medio de la relación terapéutica cuando hay alta sintonía.

Páginas web, herramientas, recursos o notas útiles:

Adivinanzas Emocionales

Subirse a una montaña rusa
Marcar un gol
Tu hermana rompiendo tu juguete favorito
Comer broccoli
Sacar buenas calificaciones
Romper la ventana del vecino
Hacer una presentación frente a la clase
No ser invitado a la fiesta de cumpleaños de un amigo
Caerse de la bicicleta
Tu mama enojada contigo
Que te quiten el iPad/teléfono celular
Ganar el concurso de autografía
Has marcado el gol de la victoria para tu equipo
Vas a tener un nuevo hermanito o hermanita
Vas a una fiesta de cumpleaños con tu familia
La mañana de Navidad

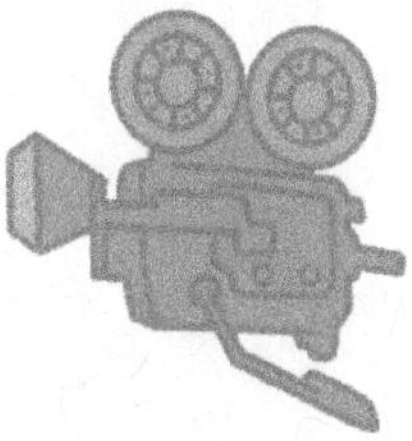

TODAS LAS EDADES

Ejercicio de Habilidades de Afrontamiento

Objetivos:

- Psicoeducación sobre el afrontamiento ineficaz/agresivo frente al eficaz/saludable.
- Desarrollar habilidades de afrontamiento y factores de protección.

Suministros necesarios para el clínico:	**Suministros necesarios para el cliente:**
1. Folleto	1. Folleto 2. Lápiz/Pluma 3. Cuaderno para tomar notas si no se utiliza el folleto.

Instrucciones:

1. Presentar la hoja de trabajo al cliente.
2. Compartir pantalla, mandar correo electrónico o un texto al cliente.
3. Pida al cliente que lea las dos columnas y prepare su propia lista de "buenos" y "malos".
    a. El cliente puede necesitar orientación e indicaciones del clínico.

Páginas web, herramientas, recursos o notas útiles:

Utiliza las preguntas de procesamiento que aparecen al final de la página para profundizar en las habilidades de afrontamiento del cliente. Utilizar como guía para establecer objetivos de afrontamiento positivo y como caja de herramientas para el cliente.

- ¿Cuales son algunas de sus buenas habilidades de afrontamiento?
- ¿Como puedes convertir algunas de tus malas habilidades de afrontamiento en mejores hábitos?
- ¿Se te ocurre alguna otra?

La forma en que manejamos las situaciones de estrés puede afectar a cómo nos sentimos. Hay buenas y malas habilidades de afrontamiento.
A veces las habilidades de afrontamiento pueden convertirse en hábitos.

****Haz dos columnas en una hoja de papel y anota cada una de las habilidades de afrontamiento en la parte buena o mala****

Dormir todo el dia	Bañarse o ducharse
Colorear	Hablar con mis padres
Ver la televisión	Leer un libro, un cuento, o una revista
Hablar por teléfono con un amigo	Grita y chilla
Comer un bocadillo	Golpea una almohada
Ponte un buen traje	Salir de la habitación
Haz saltos de tijeras	Pasar tiempo al aire libre
Arruga/desgarra papel	Tirar cosas
Huele algo agradable (lavanda)	Apretar un cubito de hielo
Chasquear una liga	Tapar/cerrar los hojos
Respirar profundo	Hacerce dano
Aplastar latas de refresco	Decir groserías
Aprieta los puños	Jugar con una mascota
Bailar	Cocinar
Llorar	Cuenta hasta diez
Hablar con mi terapeuta	Herir a alguien
Cantar	Hacer un rompecabezas
Dibujar	Aplastar cajas de cartón
Estiramiento	Gritar en una almohada
Tomar agua	Usar locion
Hablar positivo de mi mismo	Un abrazo a ti mismo
Jugar un juego de mesa	El aseo
Abrazar un animal de peluche	Hablar con un amigo

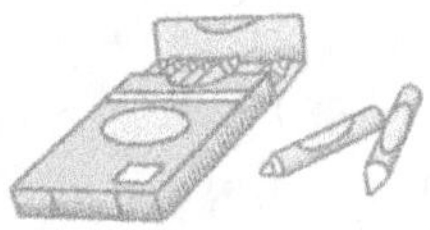

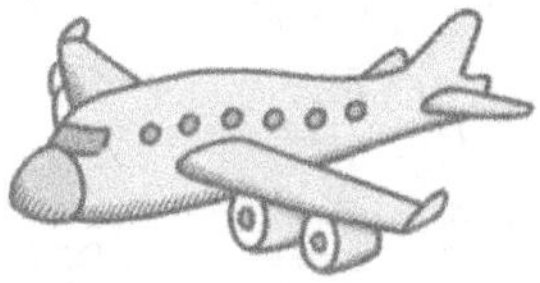

TODAS LAS EDADES

El Triángulo CBT

Objetivos:

* Ayudar al cliente a establecer una conexión entre pensamientos, sentimientos y Comportamientos.
- Aprender a reconocer el pensamiento distorsionado.
- Aprender a replantear el pensamiento distorsionado.

Suministros necesarios para el clínico:

1. Folleto

Suministros necesarios para el cliente:

1. Folleto
2. Lápiz/Pluma
3. Cuaderno para tomar notas si no usa el folleto.

Instrucciones:

1. El clínico debe representar el concepto de la relación entre pensamientos, sentimientos y acciones.
2. Compartir pantalla, mandar correo electrónico o texto al cliente.
3. Use las indicaciones en la parte inferior de la página para facilitar la exploración del concepto. La hoja de trabajo ayuda a visualizar el concepto y el cliente También puede leer indicaciones. Los pensamientos "calientes" se refieren a pensamientos locos o enojados y los pensamientos "cálidos" se refieren a pensamientos positivos o tranquilos.

Páginas web, herramientas, recursos o notas útiles:

TRIÁNGULO CBT

Todo está relacionado

A veces tenemos pensamientos “calientes”. ¿De qué color pueden ser? ¿Qué sentimientos podrías estar sintiendo? ¿Qué acciones podrías tomar?

¿Qué pasa si tienes pensamientos cálidos? ¿De qué color pueden ser? ¿Qué sentimientos podrías estar sintiendo? ¿Qué acciones podrías tomar? Tenemos muchos pensamientos a lo largo del día, a veces actuamos sobre ellos, a veces no. Tomate un minute y pregúntate... ¿Que estoy sintiendo? ¿Que estoy pensando? ¿Como me estoy comportando?

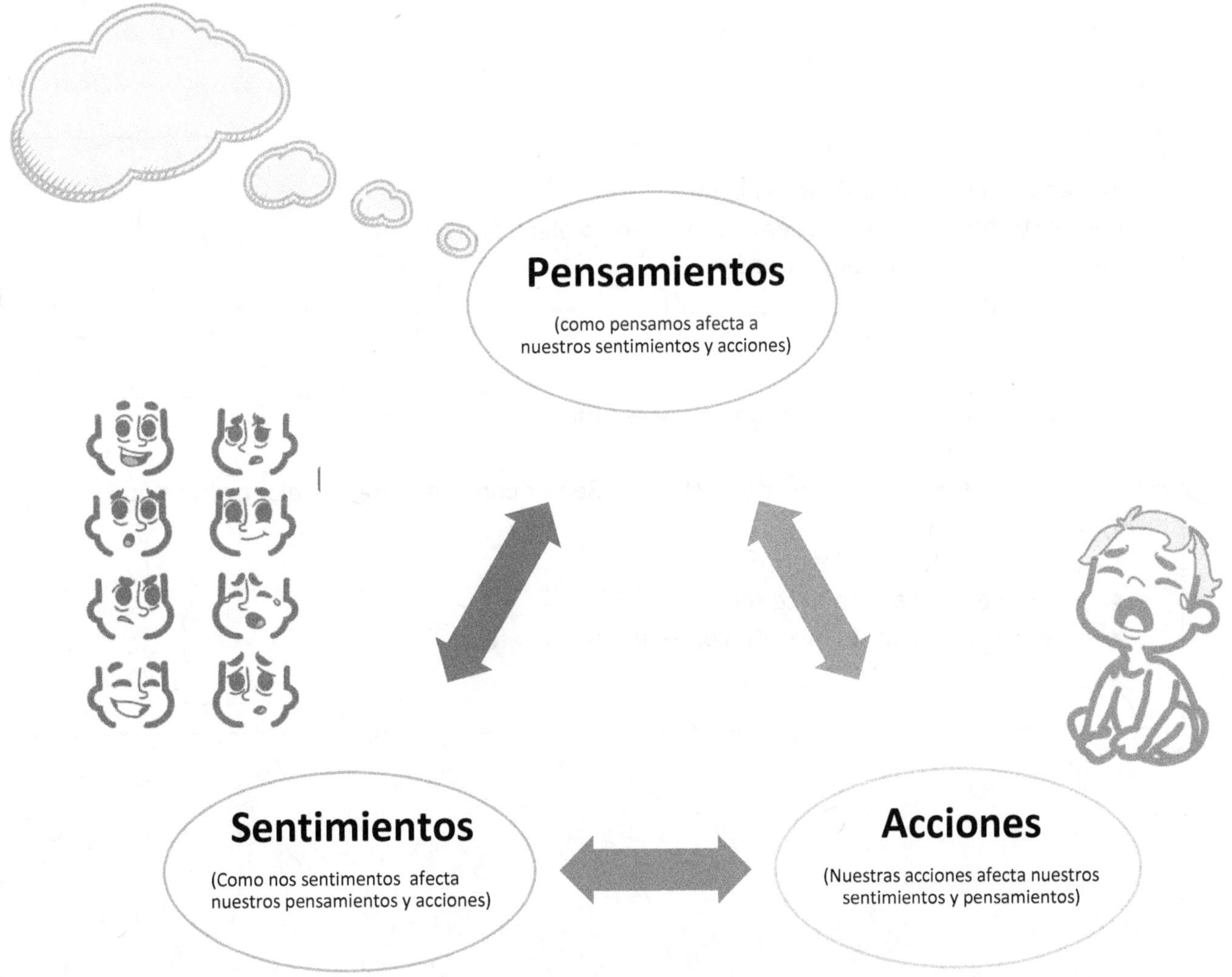

Niñas/os

Búsqueda de Tesoros en Línea

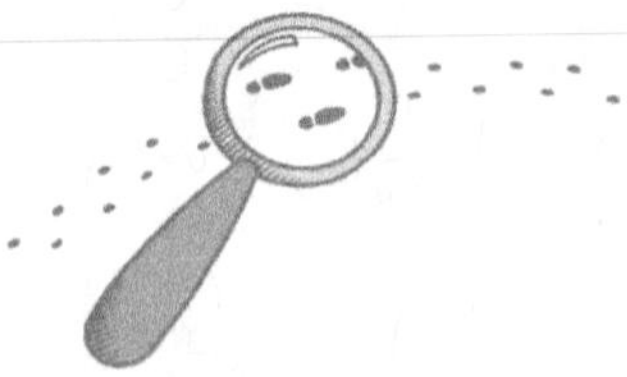

Objetivos:

- Construir una relación terapéutica.
- Fomenta la compenetración mediante el uso de indicaciones como una oportunidad para procesar los sentimientos difíciles y promover el afrontamiento positivo.

Suministros necesarios para el clínico:	Suministros necesarios para el cliente:
1. Folleto	1. Folleto 2. Lápiz/Pluma 3. Cuaderno para tomar notas si no se usa el folleto.

Instrucciones:

1. Presentar la hoja de trabajo al cliente.
2. Compartir pantalla con el cliente o por correo electrónico o texto.
3. Recorrer la lista en cualquier orden.

Páginas web, herramientas, recursos o notas útiles:

Es una forma divertida de conocer a tu cliente. Seguir con preguntas de elaboración que incluyen:

- ¿Porque es tu color favorito?
- ¿Como es que eso te hace reir?
- ¿Cual es tu recuerdo favorito con tu juguete preferido?

BÚSQUEDA DE TESOROS EN LÍNEA

Encuentra algo en tu casa que...

- Es de tu color favorito
- Disfrutas mirando
- Te hace reir
- Te hace sentir Seguro
- Es tu juguete favorito
- Que te gusta hacer para divertirte
- De que estas orgulloso
- Es único
- Te trae consuelo
- Es tu foto favorita
- Te trae un feliz recuerdo
- Lo utilizas para calmarte si estas molesto o enojado
- Te recuerda a alguien que extrañas
- Es tu merienda favorita
- Es tu elección

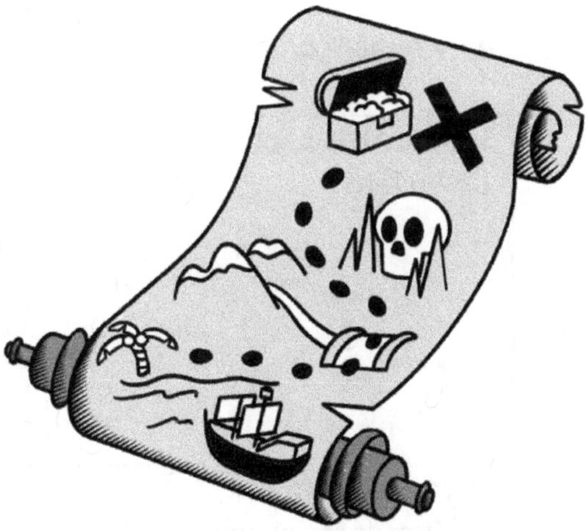

Niñas/os

Un Diario Sobre Mi

Objetivos:

- Es ideal la importancia de la reflexión.
- Ayudar a organizar los pensamientos y funcionamiento ejecutivo.
- Animar como una habilidad de afrontamiento positiva.

Suministros necesarios para el clínico:	**Suministros necesarios para el cliente:**
1. Folleto	1. Folleto 2. Lápiz/Pluma 3. Cuaderno para tomar notas si no usa el folleto.

Instrucciones:

1. Presentar el juego al cliente.
2. Compartir pantalla, correo electrónico o escribirle al cliente.
    a. Esto ayuda a visualizar el juego y el cliente podrá leer las instrucciones.
3. Use la herramienta de escritura del video para escribir las respuestas del cliente.
4. O, dependiendo de la edad del cliente, hágalo que escriba en la ventana de chat o en el folleto.

Páginas web, herramientas, recursos o notas útiles:

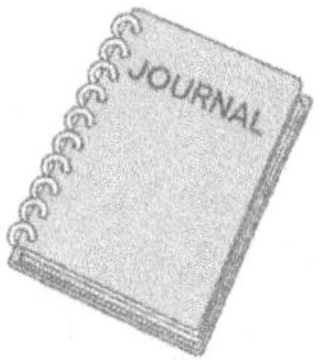

Un Diario Sobre Mi ...

Escrito e ilustrado por:	
HAZ UN DIBUJO DE TI MISMO	
8 Cosas que me gustan	
1.	5
2.	6.
3.	7.
4.	8
Favoritos	
Animal	Película
Comida	Amigo/a
Color	Lugar
Que sucedió en	
lunes	
martes	
miércoles	
jueves	
viernes	
sábado	
domingo	

Niñas/os

Tabla de Comportamiento

Objetivos:

- Ayuda a los padres a controlar el comportamiento del niño.
- Ayuda a reforzar el comportamiento positivo.
- Ayuda a los padres a centrarse en el comportamiento positivo del cliente vs al negativo.

Suministros necesarios del clínico:	Suministros necesarios del cliente:
1. Folleto	1. Folleto 2. Lápiz/Pluma 3. Cuaderno para tomar notas si no usa el folleto.

Instrucciones:

1. Explicar la tabla a los padres y al niño.
2. El padre le dice al niño que le asignará puntos-cierto número de puntos permite al niño o adolescente obtener una recompensa o privilegio. Los privilegios y recompensas son definidos por el niño o adolescente y el adulto, antes de comenzar la tabla de puntos.
3. Facilitar una discusión entre los padres y el niño para identificar los privilegios y las recompensas.
4. El número de puntos necesarios para obtener un privilegio se discute antes de comenzar la tabla de puntos.
    a. Es importante comenzar con 2 o 3 comportamientos y aumentar un comportamiento después del éxito de los comportamientos iniciales.
    b. Compartir la tabla de comportamiento en la pantalla, ayudar a los padres a desarrollar un plan de comportamiento. Enviar a los padres y supervisar cada semana. Apoyar la consistencia.

Páginas web, herramientas, recursos o notas útiles.

TABLA DE COMPORTAMIENTO

TAREAS/COMPORTAMIENTOS	PUNTOS
Levantarse temprano	
Tender la cama	
Recoger juguetes (ninos pequenos)	
Leer por gusto (30 minutos)	
Hacer la tarea	
Limpiar su cuarto (sea específico)	
Sacar la basura	
Lavar los trastes	
Poner la mesa	
Llevarse bien con los hermanos	
Asistir a la escuela todos los días	
Se honesto	
Buena conducta (sea específico)	
Buenas calificaciones	
Una actitud positiva	

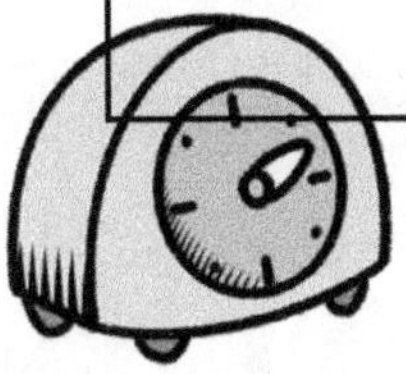

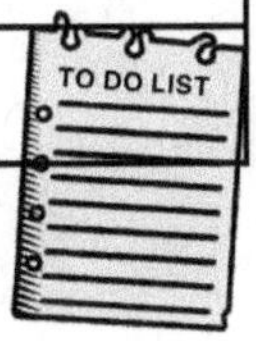

Niñas/os

Guión de Relajación Infantil

Objetivos

- Disminuir los efectos del estrés en tu mente y cuerpo.
- Enseñar una técnica de relajación para tartar con el estrés de todos los días junto con el estrés relacionado con varios problemas de salud.
- Enseñar una habilidad de afrontamiento positiva y aumentar los factores de protección.

Suministros necesarios para el clínico:	**Suministros necesarios para el cliente:**
1. Folleto	1. Folleto 2. Lápiz/Pluma 3. Cuaderno para tomar notas si no se usa el folleto.

Instrucciones:

1. Introducir el concepto de relajación y meditación junto con el de “aquietar la mente”.
2. Comparta una pantalla con el cliente, cuando introduzca el concepto que sea de un ambiente tranquilo. Por ejemplo, un océano, una pradera, la naturaleza.
3. Pedir al cliente que gire su silla, pero que continue escuchando, y tal vez que cierre los ojos.
4. Familiaricese con el guión antes de leerlo al cliente y siga las preguntas de procesamiento al final de la página.

Páginas web, herramientas, recursos o notas útiles:

- Practique el guión para que suene natural y relajante al cliente.

- Escena del cielo que puedes compartir en pantalla: https://www.youtube.com/watch?v=cPtWBNQ83EM

- Preguntas de Procesamiento:
    - ¿Cómo te hizo sentir la actividad?
    - ¿Qué es lo que más te gusta? ¿Lo que menos?
    - ¿Cómo podrías utilizar esta actividad?
    - ¿Cuáles son los beneficios?

GUION INFANTIL

En unos minutos, voy a decir algunas cosas que espero que te ayuden a crear una imagen en tu mente...

También te voy a pedir que relajes diferentes partes de tu cuerpo.

Aprender a relajarte te ayudará a enfrentar los sentimientos de ira, tristeza y miedo.

Siéntate cómodamente en tu silla sin tocar a nadie, y respira de forma relajada ...

Cierra los ojos y relájate...

Acomódate y ponte cómodo...

Muy bien, respira profundo y relájate...

Inhala...exhala...inhala...y exhala.

Eso es, te sientes en paz.

Si estabas enojado, puedes imaginar que te mueves de caliente a frío en el termómetro.

Cada vez más relajado, frío, tranquilo.

Ahora, con los ojos cerrados, imagina que estás en

una nube blanca y esponjosa, en lo alto del cielo en un hermoso día.

Estás flotando tranquilamente en esa nube blanca y esponjosa

Moviéndose muy lentamente...eres tan ligero como una pluma...

Y la nube esponjosa te mantiene a salvo...flotando por el cielo.

Ahora mientras cuento del 1 al 3, imagina que te hundes más y más en la nube...

Hasta que la nube te rodee

1...2...3

Estás disfrutando del viaje en la nube.

Ahora, fíjate en lo relajado que se sienten tus dedos de los pies y tus pies ...

Fíjate en tus piernas...todos los músculos de tus piernas son ligeros.

Y relajado en la nube. Fíjate en tus brazos...

Fíjate en tu cuello...Fíjate en tu cabeza...

Ahora estás muy relajado ... flotando en la nube esponjosa...

Siempre que necesites calmarte y relajarte...Siempre que necesites refrescarte...pasa de caliente a frío en el termómetro.

Ahora nos preparamos para nuestro viaje en la nube. Nos detendremos a la cuenta de tres ...1...2...3

Abre los ojos y estírate un poco.

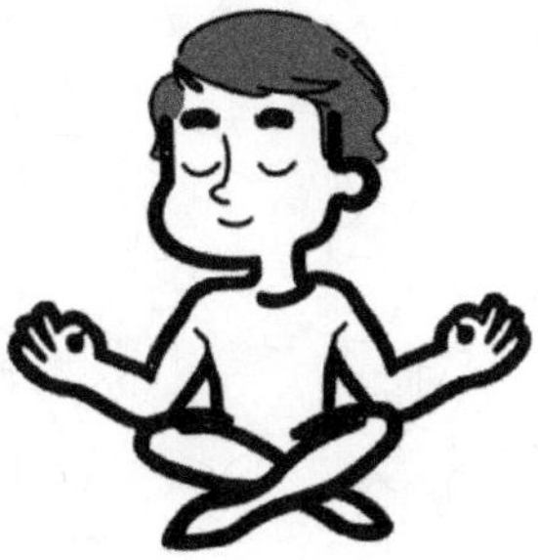

TODAS LAS EDADES

Juego de Dados "Flipped My Lid"

Objetivos:

- Ayudar al cliente a identificar qué es lo que provoca su ira y a explorar formas alternativas de cómo manejar los momentos inquietantes.
- Aumentar las habilidades de afrontamiento positivas.

Suministros necesarios para el clínico:	**Suministros necesarios para el cliente:**
1. Folleto 2. Dados	1. Folleto 2. Lápiz/Pluma 3. Cuaderno para tomar notas si no se utiliza el folleto. 4. Dados

Instrucciones:

1. Presentar el juego al cliente.
2. Compartir pantalla, mandar correo electrónico o texto al cliente.
    a. Esto ayuda a la visualización del juego y el cliente también puede leer las indicaciones.

Páginas web, herramientas, recursos o notas útiles:

HE VOLTEADO MI JUEGO DE DADO

Cuando ruedo 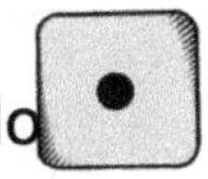 Di alguien que te hace enojar.

Cuando ruedo 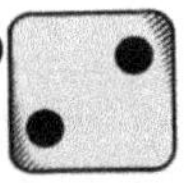 di una cosa que hayas hecho para calmarte después de estar enojado.

Cuando ruedo 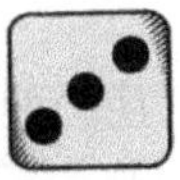 di una forma de mantener la calma en la escuela.

Cuando ruedo 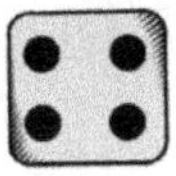 describe un momento en el que perdiste el control.

Cuando ruedo 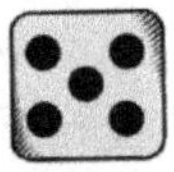 di cómo te sentiste después de haber estado enojado.

Cuando ruedo 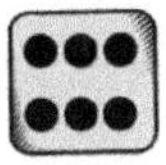 describe lo que puedes hacer la próxima vez que estés enojado.

Niñas/os

El Animal Que Hay En Ti

Objetivos:
- Explorar los rasgos humanos y la personalidad.
- Explorar los rasgos basados en los puntos fuertes.

Suministros necesarios para el clínico:	**Suministros necesarios para el cliente:**
1. Manual de instrucciones.	1. Manual de instrucciones. 2. Lápiz/Pluma. 3. Cuaderno para tomar notas si no se utiliza el folleto. 4. Papel, marcadores, lápices de colores.

Instrucciones:
1. Pídale al cliente que dibuje un animal con el que se identifique.
2. Pregunte al cliente que características ve en ese animal que lo haga sentir esa relación.
    a. Procesar con el cliente como estos atributos pueden ser una fuente de fortaleza en el cliente.

Páginas web, herramientas, recursos o notas útiles:

El Animal en Mi

TODAS
LAS
EDADES

Sentir los Colores

Objetivos:

- Ayudar al cliente a identificar y articular sus emociones.
- Ayudar al cliente a visualizar y describir los conceptos abstractos de emoción.

Suministros necesarios para el clínico:	**Suministros necesarios para el cliente:**
1. Folleto.	1. Folleto. 2. Papel. 3. Marcadores. 4. Lápices de colores.

Instrucciones:

1. Introducir el concepto de que el color tiene ciertos sentimientos.
2. Haga que el cliente elija un color que describa como se siente hoy.
3. Que el cliente explique por qué este color es la mejor explicación de cómo se siente.
4. Si se trata de un grupo busque a alguien que haya elegido el mismo color, compare y vea las diferencias.
5. Pedir al cliente que comparta su trabajo.

Páginas web, herramientas, recursos, o notas útiles.

https://www.verywellmind.com/color-psychology-2795824

SENTIR LOS COLORES

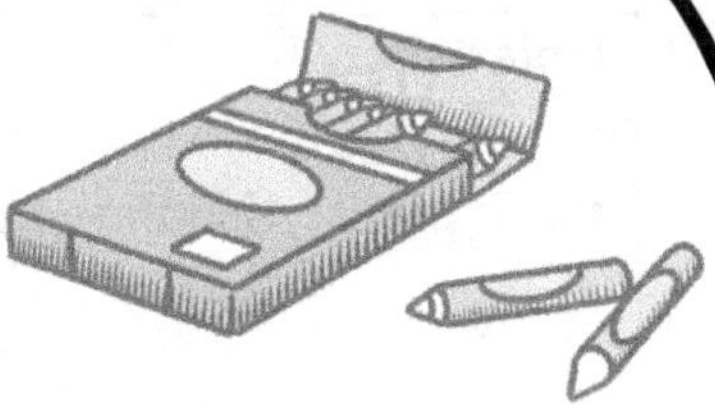

TODAS LAS EDADES

Sentimientos Sinceros

Objetivos:

- Ayudar al cliente a procesar emociones, situaciones y acontecimientos difíciles.
- Expresar visualmente las emociones.

Suministros necesarios para el clínico:	**Suministros necesarios para el cliente:**
1. Folleto.	1. Folleto. 2. Papel. 3. Marcadores. 4. Lápices de colores.

Instrucciones:

1. Pide al cliente que coloree el corazón para representar las emociones que esta sintiendo en ese momento.
    a. Pregunta de procesamiento "¿Que tanto sientes?"
2. Clientes adolescentes: pida al cliente que escribe lo que hay en su corazón.
    a. Puede hablar del bienestar actual del cliente y de cualquier sentimiento difícil que pueda estar experimentando.

Páginas web, herramientas, recursos o notas útiles:

SENTIMIENTOS
SINCEROS

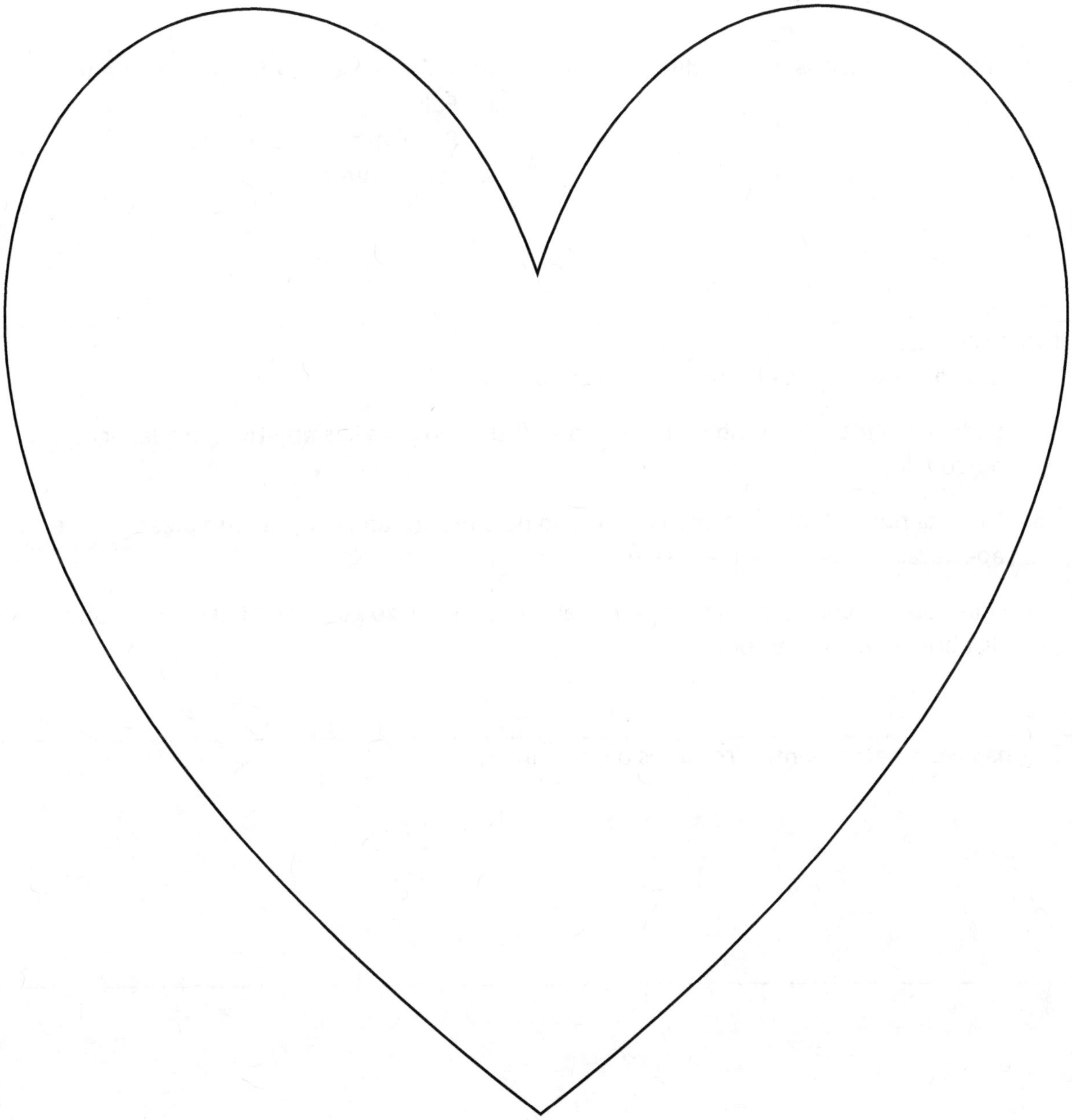

TODAS
LAS
EDADES

Carta Al Futuro Yo

Objetivos:

- Motivar y trabajar por objetivos.
- Conseguir una perspectiva orientada hacia el futuro.
- Inspirar esperanza.

Suministros necesarios para el clínico:	**Suministros necesarios para el cliente:**
1. Folleto.	1. Folleto. 2. Papel para tomar notas. 3. Lápiz/Pluma.

Instrucciones:

1. Introducir al cliente el concepto de la visualización.
2. Pedir al cliente que escriba una carta a su futuro yo para sus objetivos académicos o personales.
3. La carta puede tener una línea de tiempo de 6 meses, año escolar, cumpleaños, o fecha de apertura.

**Mi hija escribió una carta cuando tenía seis años y me hizo guardarla hasta los 18 años, hace poco la abrió y fue muy emotivo.

Páginas web, herramientas, recursos o notas útiles:

CARTA A MI MISMO

Adolescentes

Lista de Reproducción de Música "Mi Vida"

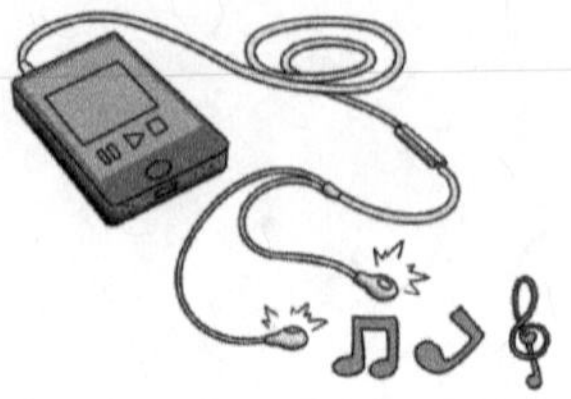

(No se necesita folleto)

Qual es la musica que mas te gusta or representa tu vida?

Niñas/os

Monstruo de Plastilina

(No se necesita folleto)

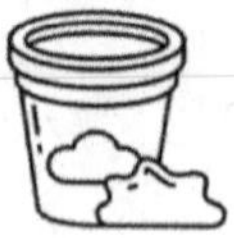

Objetivos:

- Procesar emociones, situaciones y acontecimientos difíciles.

Suministros necesarios para el clínico:	**Suministros necesarios para el cliente:**
1. Folleto. 2. Plastilina.	1. Plastilina.

Instrucciones:

1. Pida al cliente que cree un monstruo con la plastilina.
2. Discutir cómo le hace sentir los monstruos, como podría superar al monstruo y luego divertirse aplastando al monstruo.
3. Puede ser un monstruo del estrés, un monstruo de la preocupación, un monstruo de la maldad, etc.
4. Únase al cliente en la creación del "monstruo" para ayudarle en el proceso de adhesión.

Páginas web, herramientas, recursos o notas útiles:

- Jugar con plastilina también ayuda a la atención y a aliviar el estrés.

Niñas/os

Marionetas

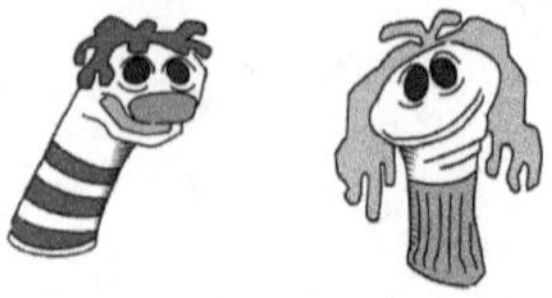

Objetivos

- Trabajar mediante situaciones, eventos, problemas que son una preocupación para el cliente o un patrón de comportamiento.

Suministros necesarios para el clínico:

1. Folleto.

Suministros necesarios para el cliente:

1. Bolsas para la merienda de papel o calcetines.
2. Marcadores o lápices de colores.
3. Pegamento.

Instrucciones:

1. Pida al cliente que cree su propia marioneta que le represente.
2. A continuación, pida al cliente que represente una escena en la mesa del almuerzo, o un escenario de su elección (posiblemente uno que le esté causando angustia) pretendiendo ser el mismo.
3. El proveedor de salud mental promueve la autenticidad de la actuación, y evalúa cómo los clientes creen comportarse a como se comportan en la realidad.
4. El proveedor también puede hacer su propia marioneta y desempeñar un papel.

Páginas web, herramientas, recursos o notas útiles:

TODAS
LAS
EDADES

Simon Dice

(No es necesario el folleto)

Objetivos:

- Construir una relación terapéutica.
- Trabajar en la habilidad de escuchar y poder controlar los estímulos.
- Participar en una actividad de desconexión del cerebro.

Suministros necesarios para el clínico:	Suministros necesarios para el cliente:
1. **Folleto**	

Instrucciones:

1. Un jugador es Simón y da órdenes al cliente o al grupo.
2. Si dicen "Simón dice" ...siéntate/salta" todos deben hacer esa acción.
3. Si dicen "siéntate/salta" todos deben permanecer quietos o están fuera del juego.
4. Dar indicaciones con la mitad superior del cuerpo si el si el video solo muestra la mitad superior del cuerpo.
    a. Por ejemplo, rascarse la nariz con un dedo de la mano derecha, jalar la oreja derecha con la mano izquierda, truena los dedos, mostrar las manos de "jazz" ... Acumula puntos por las indicaciones recibidas correctamente.

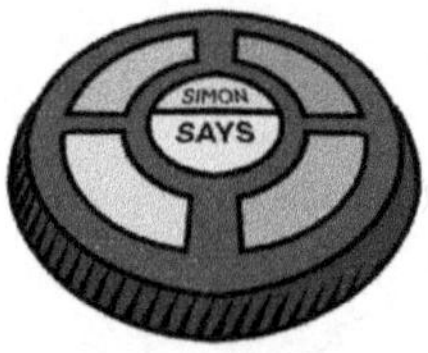

Niñas/os

Juegos Locos en Línea

(No es necesario el folleto)

Objetivos:

- Construir una relación con el cliente.
- Mejorar la relación terapéutica.
- Aumentar las habilidades de afrontamiento.

Suministros necesarios para el clínico:

1. Folleto.

Suministros necesarios para el cliente.

1. Folleto.
2. Lápiz/Pluma.
3. Cuaderno para tomar notas si no se usa el folleto.
4. Dados.

Instrucciones:

1. Explicar cómo funciona mad libs. Ingrese a https://www.glowwordbooks.com/blog/category/kids-online-mad-libs/
2. Compartir pantalla de teleconferencia con el cliente. Haga que el estudiante participe en la creación de historias de humor tontas.
3. Puede utilizarse como un descanso para el cerebro, una recompensa o para crear relaciones.

Páginas web, herramientas, recursos o notas útiles:

https://www.glowwordbooks.com/blog/category/kids-online-mad-libs/

TODAS LAS EDADES

Carta de Despedida

Objetivos:
- Ayudar al cliente a articular sus pensamientos y sentimientos sobre el dolor.
- Ayudar a descubrir pensamientos y emociones difíciles relacionadas con la muerte de un ser querido.

Suministros necesarios para el clínico:	**Suministros necesarios para el cliente:**
1. Folleto.	1. Folleto. 2. Lápiz/Pluma. 3. Cuaderno para tomar notas si no se utiliza el folleto.

Instrucciones:
1. Compartir la carta a través de correo electrónico, texto o en pantalla.
2. Proporcionar al cliente frases para estimular la reflexión.
    a. Haz que completen la carta en la sesión o como tarea.
3. Procesar cualquier emoción difícil con el cliente después de la carta.

Páginas web, herramientas, recursos o notas útiles:
Considere terminar con una meditación de 2-3 minutos.

TE EXTRAÑARE

Para ______________________________

Recuerdo cuando

____

____

____

Cuando falleciste me senti

____

____

____

Lo que más extrañare de ti es

____

____

____

Algo que me ensenaste

____

____

____

Gracias por

____

____

____

El amor,

____

TODAS LAS EDADES

Diálogo Interno Positivo

Objetivos:

- Ayudar al cliente a construir su autoestima y replantear sus pensamientos negativos.
- Ayudar a replantear la forma de ver las situaciones estresantes.
- Ejercicios basados en la fuerza que también ayudan a construir la relación con el cliente.

Suministros necesarios para el clínico:	**Suministros necesarios para el cliente:**
1. Folleto.	1. Folleto. 2. Lápiz

Instrucciones:

1. Presentar el juego al cliente.
2. Comparte tu pantalla. Esto ayuda a la visualización del juego y el cliente también puede leer las indicaciones.
    a. Utilice las herramientas de escritura de la aplicación que este utilizando para escribir las respuestas de los clientes.
    b. O los clientes pueden escribir ellos mismos.

Páginas web, herramientas, recursos o notas útiles:

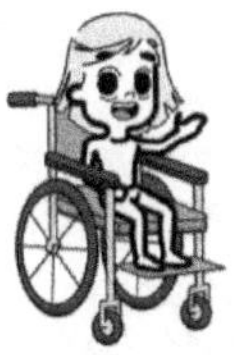

DIÁLOGO INTERNO POSITIVO

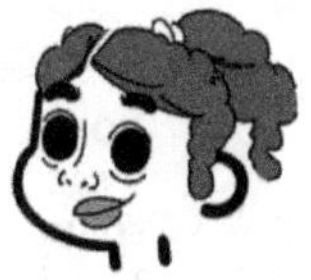

1) Me siento bien cuando...	2) Estoy orgulloso de mi mismo porque...	3) Me siento fuerte cuando ....
4) Algo que salió bien hoy fue....	5) Me divierto cuando....	6) Aprendí de este error...
7) Esto fue interesante el día de hoy...	8) Lo mejor de hoy...	9) Hoy aprendí una buena cualidad...
10) Esto me hace único...	11) Una forma en la que fui amable hoy...	12) Me gusta esto de mi...
13) Un logro que tuve esta semana fue...	14) Lo que me gusta de mí...	15) Algo que me encanta de mi vida es...

TODAS LAS EDADES

Termina la Frase

Objetivos:

- Explora los pensamientos y sentimientos que pueden afectar la autoestima del cliente.
- Completa la hoja de trabajo antes y después o en diferentes momentos de la relación terapéutica para medir el crecimiento y los procesos internos del cliente.
- Ayuda a iniciar conversaciones y a crear relaciones.

Suministros necesarios para el clínico:	Suministros necesarios para el cliente:
1. Folleto.	1. Folleto. 2. Lápiz/Pluma. 3. Cuaderno para tomar notas si no se utiliza el folleto. 4. Dados.

Instrucciones:

- Amplíe la hoja de trabajo en la que va a trabajar con el cliente.
- Compartir la pantalla.
- Utiliza las aplicaciones con herramientas de escritura para escribir las respuestas a la pregunta.
- El cliente también puede escribir las respuestas en el cuadro de chat.
- Completa por turnos la hoja de trabajo 1,2 y 3.

Páginas web, herramientas, recursos o notas útiles:

TERMINA LA FRASE

Hoja de trabajo 1
1. La persona más cercana a mi es
2. Mi único deseo seria
3. Lo que más miedo me da es
4. Voy a intentar
5. Me gustaría
6. Mi objetivo para el future es
7. La persona que me apoya es
Hoja de trabajo 2
1. Soy feliz cuando
2. Estaba triste por
3. Me encanta cuando
4. Odio cuando
5. Creo que
6. Me sorprendió saber que
7. Mi mayor temor es
Hoja de trabajo 3
1. Hoy va a ser
2. Hoy luche con
3. Hoy seré amable con
4. Hoy me esforzaré con
5. Algo divertido que sucedió hoy fue

TODAS LAS EDADES

Actividad de Terminación de la Maleta

Objetivos:

- Ser un modelo de despedidas saludable.
- Ayudar al cliente a identificar y articular sus sentimientos y pensamientos con respecto a la terminación.
- Procesar lo obtenido en la terapia; logros, objetivos, habilidades de afrontamiento, etc... Ayuda a prevenir la regresión.

Suministros necesarios para el clínico:

1. Folleto.

Suministros necesarios para el cliente:

1. Folleto.
2. Papel, lápiz, marcadores o lápices de colores.
3. Cuaderno para tomar notas si no se usa el folleto.

Instrucciones:

1. Proveer el folleto de la maleta al cliente por correo electrónico, texto o pantalla compartida.
2. Pedir al cliente que escriba en su maleta para responder a la siguiente pregunta.
   a. ¿Qué has aprendido en la terapia? (Habilidades de afrontamiento, apoyos, logros, recursos, etc.)
3. Procesar los sentimientos sobre la terminación a lo largo de la actividad.

Páginas web, herramientas, recursos o notas útiles:

Actividad de Terminación de la Maleta

Te deseo la mejor despedida

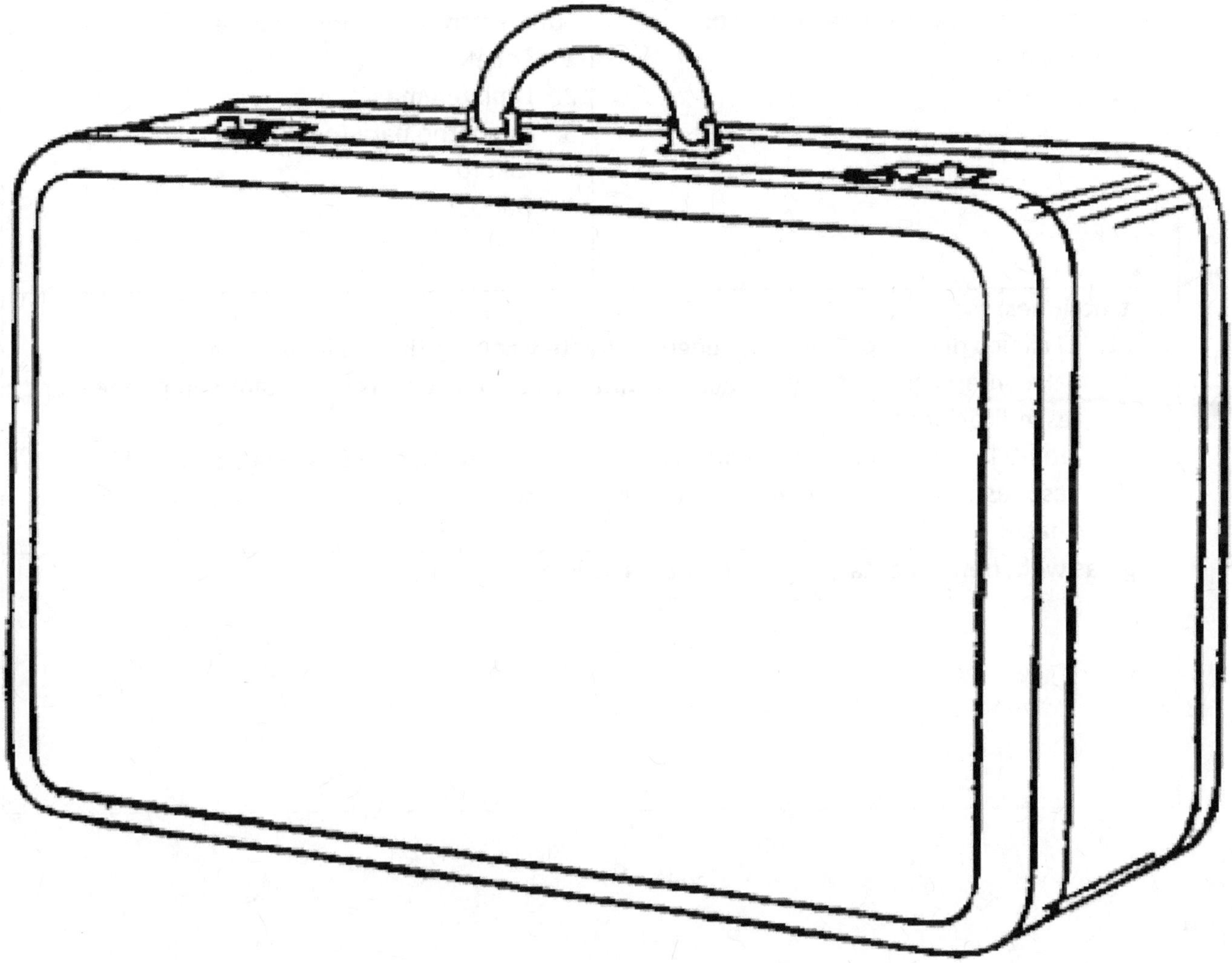

Desencadenantes, Señales, Comportamientos

TODAS LAS EDADES

Objetivos:

- Ayudar al cliente a identificar los factores desencadenantes, señales y comportamientos por su ira.
- Haga que el cliente explore los motivos de su comportamiento y los sustituya por comportamientos positivos.
- Crear conciencia en el cliente de sus pensamientos, comportamiento y respuestas sensoriales.

Suministros necesarios para el clínico:

1. Folleto.
2. Dados.

Suministros necesarios para el cliente:

1. Folleto.
2. Lápiz/Pluma.
3. Cuaderno para tomar notas si no se usa el folleto.
4. Dados.

Instrucciones:

1. El clínico debe representar el juego al cliente y compartirlo en la pantalla de la teleconferencia. Esto ayuda a la visualización del juego y el cliente también puede leer las indicaciones.
2. Utiliza la herramienta de escritura en la aplicación de teleconferencia y escribe las respuestas y/o, dependiendo de la edad del cliente, haz que escriba en el cuadro de chat.

Páginas web, herramientas, recursos o notas útiles:

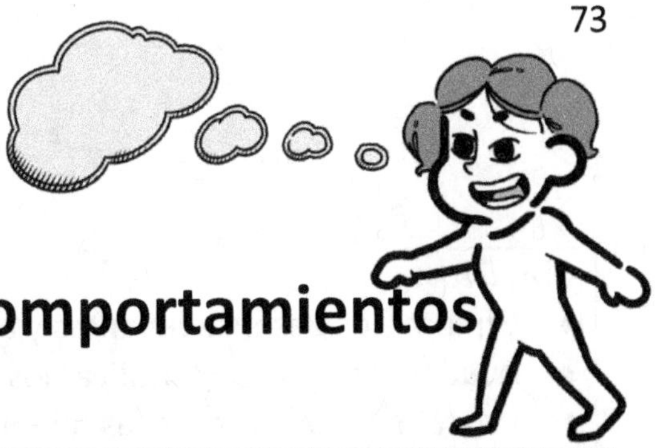

Desencadenantes, Señales y Comportamientos

DESENCADENANTES (¿Qué ocurre justo antes de enojarme?)	SEÑALES (Donde siento la ira en mi cuerpo)	COMPORTAMIENTOS (¿Que hago después de enojarme?)

Niñas/os

Cuando Me Enojo

Objetivos:

- Explorar los desencadenantes y antecedentes de la ira.
- Ayudar al cliente a identificar los sentimientos que conducen a la ira.
- Descubre y habla sobre las tendencias del comportamiento del cliente.

Suministros necesarios para el clínico:	**Suministros necesarios para el clientes:**
1. Folleto.	1. Folleto. 2. Lápiz/Pluma. 3. Cuaderno para tomar notas si no se usa el folleto.

Instrucciones:

1. Presentar el juego al cliente y compartirlo en la pantalla.
2. Esto ayuda en la visualización del juego y el cliente podrá leer las indicaciones.
3. Utiliza las herramientas de escritura de la aplicación para escribir las respuestas del cliente y/o dependiendo de la edad del cliente, hacer que escriba en el cuadro de chat.

Páginas web, herramientas, recursos o notas útiles:

¿Qué lleva a la ira?

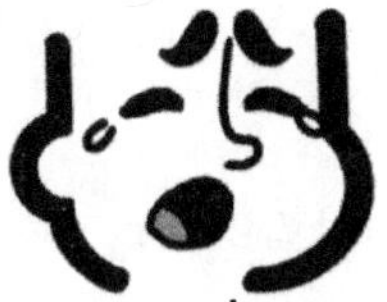

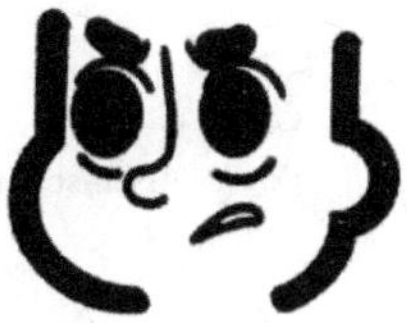

La gente se enoja por varias razones. A veces la gente se enoja cuando se siente ignorada, celosa, avergonzada o intimidada.

¿Qué te hace sentir triste?

___

___

___

¿Qué te hace sentir ignorado?

___

___

___

¿Qué te hace sentir avergonzado?

___

___

___

¿Qué te hace sentir celoso?

___

___

___

¿Te has sentido alguna vez acosado?

___

___

___

Adolescentes

Videos de YouTube

(No es necesario el folleto)

Objetivos:

- Explicar y ayudar al cliente a entender temas abstractos y difíciles para el público más joven.
- Identificar y articular sentimientos y pensamientos.

Suministros necesarios para el clínico:	**Suministros necesarios para el cliente:**
1. Folleto.	1. Folleto.

Instrucciones:

1. Elegir un video que sea relevante para la preocupación que afecta al niño.
2. Comparte en pantalla. Practica la visualización y el sonido de antemano.
3. Date suficiente tiempo para procesar el video después.
4. Haz que los niños digan lo que les ha llamado la atención, lo que recordarán, lo que les ha gustado y lo que no.

Páginas web, herramientas, recursos o notas útiles:

Enlaces de YouTube

- Preschool – 8
    - Una historia sobre distanciamiento social: https://www.youtube.com/watch?v=DA_SsZFYw0w
- K-8
    - La historia de Howard Wiggle Bottom sobre el manejo de su ira: https://www.youtube.com/watch?v=2IqVJHVkTLE
    - La historia de Howard Wiggle Bottom sobre dar lo mejor de sí mismo: https://www.youtube.com/watch?v=haChyOmVQas
- K- 12
    - El Presente, una historia de como seguir siendo positivo: https://www.youtube.com/watch?v=WjqiU5FgsYc
- K-3
    - Adivina y Aprende sobre las Emociones: https://youtu.be/iKMFKiTaF5s
    - PBS: https://www.youtube.com/watch?v=37w9JjUWN30https://pbskids.org/daniel/games/guess-the-feeling
- K-12.
    - La Ansiedad Explicada: https://www.youtube.com/watch?v=rpolpKTWrp4&list=PLehGvMkd5jMbI8csm0WqOKBBJFT3DN5DA&index=22&t=53s
- K- 3
    - Historia sobre el dolor y la perdida: https://www.youtube.com/watch?v=QdYCsxC8EHY
- K-Adult
    - 3 minutos de plena atención: https://www.youtube.com/watch?v=ihwcw_ofuME

- K-5
    - 2 minutos de plena atención: La Mariposa que respira - https://www.youtube.com/watch?v=FxHTbLZ66JY

Más Meditaciones:

- https://www.innerhealthstudio.com/relaxation-scripts-for-children.html
- https://self-compassion.org/category/exercises/?fbclid=IwAR05agNdFq6sWZeGDslPE6O7xKmtFaDpbXs1Td-kaDBb3gaT27g6cU371qo

Adolescentes

Tablero de Visión

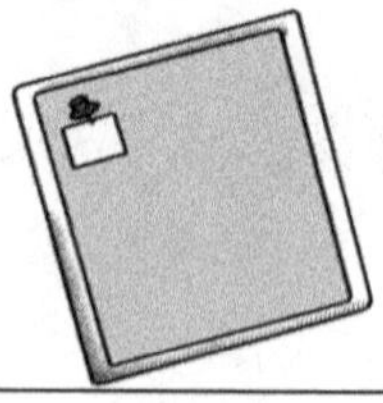

Objetivos:

- Articular un objetivo de logro e identificar los comportamientos necesarios para conseguirlo.
- Ayudar al cliente a identificar sus sueños y los comportamientos necesarios para alcanzarlos.

Suministros necesarios para el clínico:	**Suministros necesarios para el cliente:**
1. Folleto. 2. Cuenta de Pinterest.	1. Folleto. 2. Cuenta de Pinterest.

Instrucciones:

- Introducir la idea de los Tableros de Visión al cliente.
- Compartir la pantalla, mandar correo electrónico o texto al cliente.
- Primer paso: Haz una lista de los 3-4 objetivos que quieres tener en tu tablero de visión.
    a. Algunas preguntas para tener en cuenta:
        i. Si pudiera ser, ¿hacer o tener cualquier cosa, que sería?
        ii. ¿Con qué sueñas? (lugares, libros, canciones, películas, animales favoritos, etc.)
        iii. ¿A quién admiras?
- Entra a Pinterest para crear una cuenta.
    a. Haz clic en la foto de perfil para abrir el perfil y a continuación haz clic en el icono del signo Más en la parte superior de la página.
    b. Haz clic en Crear Tablero.
    c. Introducir un nombre para el tablero y hacer clic en la caja junto a "visualidad" si se desea mantener este tablero secreto.
    d. Haga clic en el espacio junto a "añadir fechas" para añadir una fecha de inicio y otra de finalización.
    e. Haga clic en Crear.
- Segundo paso: Buscar fotos juntos de 3-4 metas o asignar como tarea.
    a. Viajes, salud, carrera, familiar, amor, amistad, experiencias, modelos de conducta.
- Tercer paso: Buscar fotos juntos o asignar como tarea, son formas de alcanzar los
- objetivos.
    a. Por ejemplo: Si el objetivo es ser médico, busca fotos de la universidad, estudiando, yendo a la escuela. Si el objetivo es llegar a ser jugador de baloncesto profesional, busca fotos de los entrenamientos, aprende sobre Kinesiología o estudia para seguir en el equipo de baloncesto.
    b. Crear una SECCIÓN para cada objetivo.

i. Haga clic en su foto de perfil para abrir el perfil y después, haga clic en el icono del signo Más en la parte superior de la página. ii. Haga clic en "crear tablero". iii. Introduzca un nombre para su tablero y haga clic en la caja junto a "visualidad" si desea mantener este tablero secreto. iv. Haga clic en el espacio junto a "añadir fechas" para añadir una fecha de inicio y otra de finalización. v. Haz clic en Crear.
Páginas web, herramientas, recursos o notas útiles: Website: https://help.pinterest.com/en Notas: • El procesamiento puede ocurrir en cada paso de esta actividad. • La actividad puede repetirse en varias sesiones.

Nube de Palabras de Forma Individual o en Grupo

Objetivos:

- Ayudar a los niños a articular emociones, ideas o pensamientos.
- Hacer que los clientes participen en una actividad de buena base, relacionada con el tema de la sesión.

Suministros necesarios para el clínico:

1. Folleto.
2. Cuenta de Mentimeter.

Niñas/os y Adolescentes

Suministros necesarios para el cliente:

1 Folleto.
2. Dirección de páginas web y código de la actividad.

Instrucciones:

1. Preparación antes de la sesión.
   a. Así es como se puede crear una Nube de Palabras con Mentimeter:
      i. Regístrate para obtener una cuenta.
      ii. Haz clic en Crear una nueva diapositiva.
      iii. Haz clic en Elegir la Nube de Palabras.
      iv. Escribe la pregunta: ej. Nombra tres emociones que hayas sentido esta semana.
      v. La página web producirá un código para que lo compartas con tus clientes.
2. Introduce la idea de Nubes de Palabras a los clientes del grupo
3. Por medio de la pantalla, correo electrónico o texto comparte las siguientes instrucciones: Ve a menti.com y utiliza el número del código ####".

Grupo: Envía el código al grupo para crear una Nube de Palabras para la siguiente sesión.
Individual: Envía el código y pide al cliente que responda a la pregunta diaria durante una semana para crear una Nube de Palabras.

Páginas web, herramientas, recursos o notas útiles:

Website: https://www.mentimeter.com/app

EJEMPLO

What are some of the emotions that you have felt this week? list up to 3

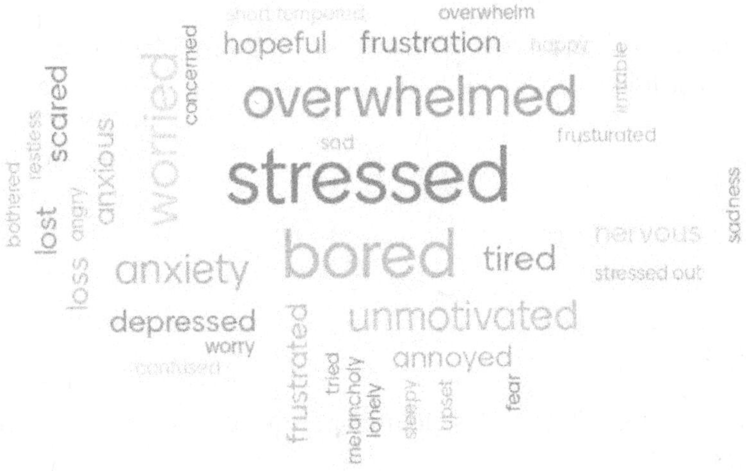

Todas las Edades

Casa de Cristal

Objetivos: • Comprender la dinámica familiar.	
Suministros necesarios para el clínico: 1. Repartir folleto	**Suministros necesarios para el cliente:** 1. Repartir 2. Bolígrafo, lápiz, marcador, lápiz de color o crayón.

Instrucciones:

1. Proporcione folletos a los clientes por mensaje de texto, correo electrónico o Google Docs.
2. Pida a los clientes que hagan una lista en cada categoría.
3. Guíe al cliente a través de la actividad haciendo preguntas relevantes para comprender mejor al cliente y su dinámica familiar.

Páginas web, herramientas, recursos o notas útiles:

Casa de Cristal

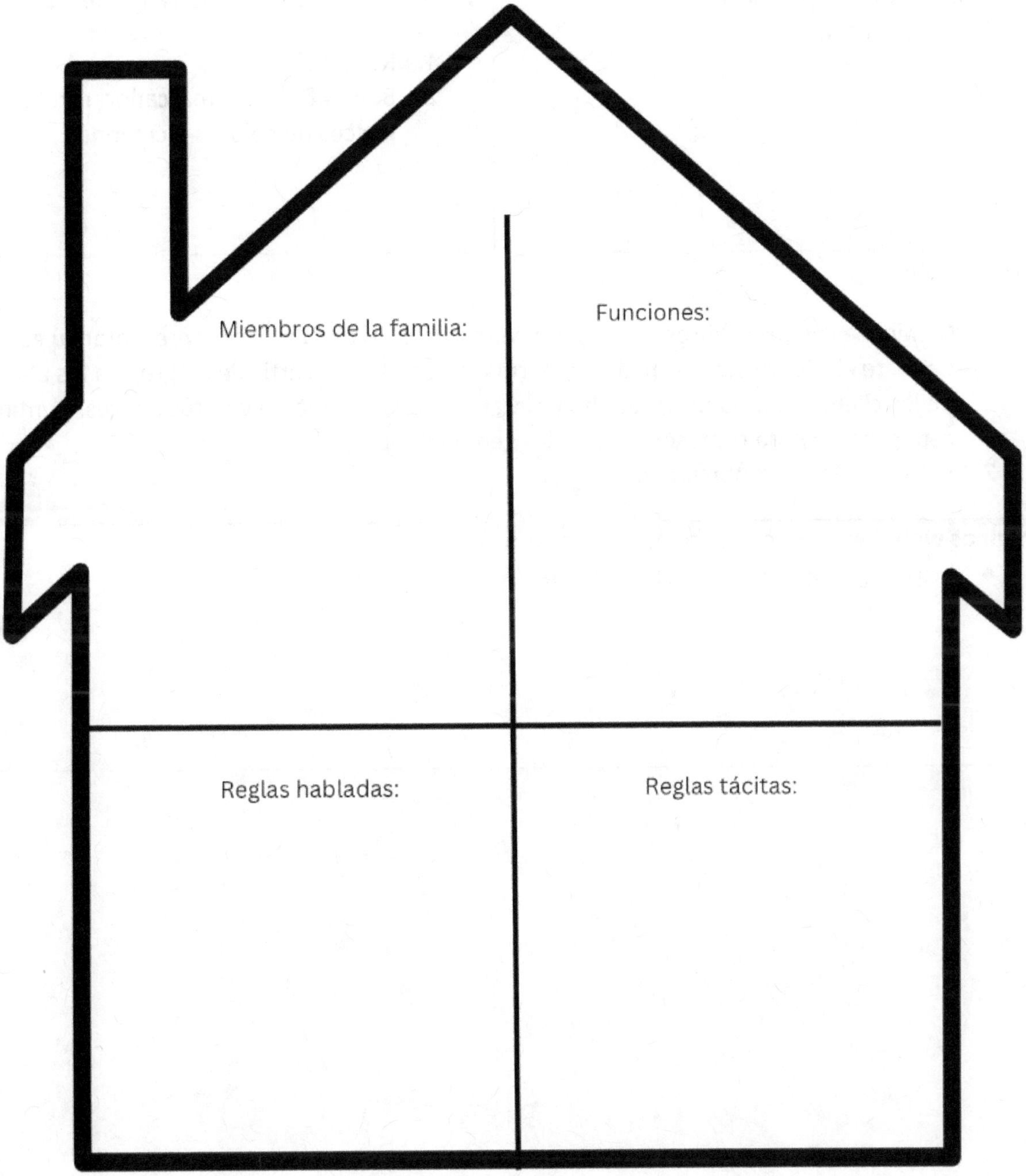

Adolescentes

Genograma

Objetivos:

- Registre e interprete la historia familiar para comprender mejor los aspectos genéticos, médicos, sociales y culturales de la familia del cliente.

Suministros necesarios para el clínico:

1. Repartir folleto

Suministros necesarios para el cliente:

1. Repartir
2. Bolígrafo, lápiz, marcador, rotuladores, lápices de colores o crayones.

Instrucciones:

1. Comience con los clientes y dibuje un cuadrado o un círculo para representar su género. Conecte al cliente con sus padres y hermanos con líneas verticales. Agrega a los abuelos de los clientes dibujando líneas horizontales que los conecten con tus padres. Continúe este proceso para representar a varias generaciones.
2. Utilice la clave proporcionada.

Páginas web, herramientas, recursos o notas útiles:

- https://genopro.com/genogram/rules/

Genograma

Llave:

Todas las Edades

La Prueba está en el Pudin

Objetivos:

- Construir sobre la autoestima de los clientes identificando sus fortalezas y experiencias pasadas exitosas.

Suministros necesarios para el clínico:	**Suministros necesarios para el cliente:**
1. Repartir folleto	1. Repartir 2. Bolígrafo, lápiz, marcadores, resaltadores, lápices de colores o crayones. 3. revistas 4. tijeras 5. Pegamento

Instrucciones:

1. Haga que el cliente enumere las cosas que ama de sí mismo interna y externamente.
2. Haga que el cliente recorte imágenes de revistas para representar las cosas que ama o le gustan de sí mismo.
3. Haga que el cliente pegue los recortes en el folleto proporcionado por el médico

Páginas web, herramientas, recursos o notas útiles:

La Prueba Está En El Pudín

Todas las Edades

Espejos de Doble Cara

Objetivos:	
• Mejorar la sensibilidad cultural y el tratamiento centrando la atención clínica en la perspectiva del paciente y el contexto social.	
Suministros necesarios para el clínico: 1. Repartir folleto	**Suministros necesarios para el cliente:** 1. Repartir 2. Bolígrafo, lápiz, marcador, lápiz de color o crayón.
Instrucciones: 1. Haga que el cliente use palabras para describirse a sí mismo y escriba esas palabras en el interior de la persona. 2. Haga que el cliente use o diga palabras que otros usarían para describirlo y que escriba las palabras en el exterior de la persona.	
Páginas web, herramientas, recursos o notas útiles:	

Espejos de Doble Cara

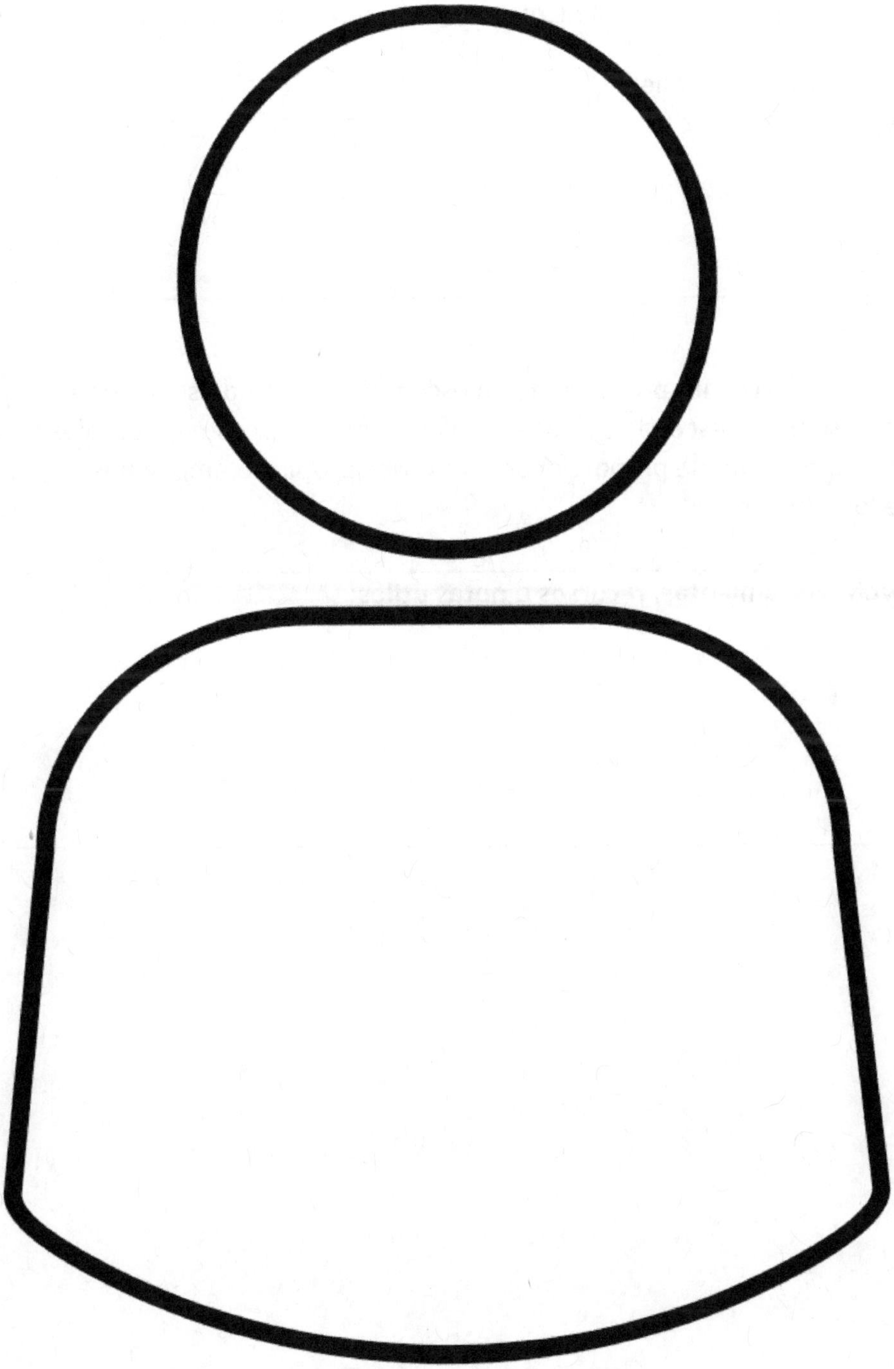

Leyendo Entre Líneas

Todas las Edades

Objetivos:

- Ayude al cliente a identificar la comunicación tácita a través del lenguaje corporal y las expresiones faciales.

Suministros necesarios para el clínico:	**Suministros necesarios para el cliente:**
1. Instrucciones del folleto 2. Repartir folleto	

Instrucciones:

1. Haga que el cliente proporcione un escenario a partir de su experiencia personal.
2. Representar el escenario y hacer que el cliente interprete las señales no verbales.
3. El terapeuta puede proporcionar escenarios propios o emociones según las necesidades de los clientes.

Páginas web, herramientas, recursos o notas útiles:

Círculo de Control

Niñas/os y Adolescentes

Objetivos:

- Actividad para ayudar a los clientes a afrontar la ansiedad y la depresión mediante el desarrollo de habilidades de afrontamiento.

Suministros necesarios para el clínico:	Suministros necesarios para el cliente:
1. Repartir folleto	1. Repartir 2. Bolígrafo, lápiz, marcador, lápiz de color o crayón.

Instrucciones:

1. Proporcionar al cliente psicoeducación sobre la ansiedad y la depresión.
2. Pregúntele al cliente sobre su idea de afrontar la ansiedad y la depresión.
3. Utilice el folleto para trabajar con el cliente para identificar cuáles son algunos de los factores que puede controlar interna y externamente.

Páginas web, herramientas, recursos o notas útiles:

Círculo de Control

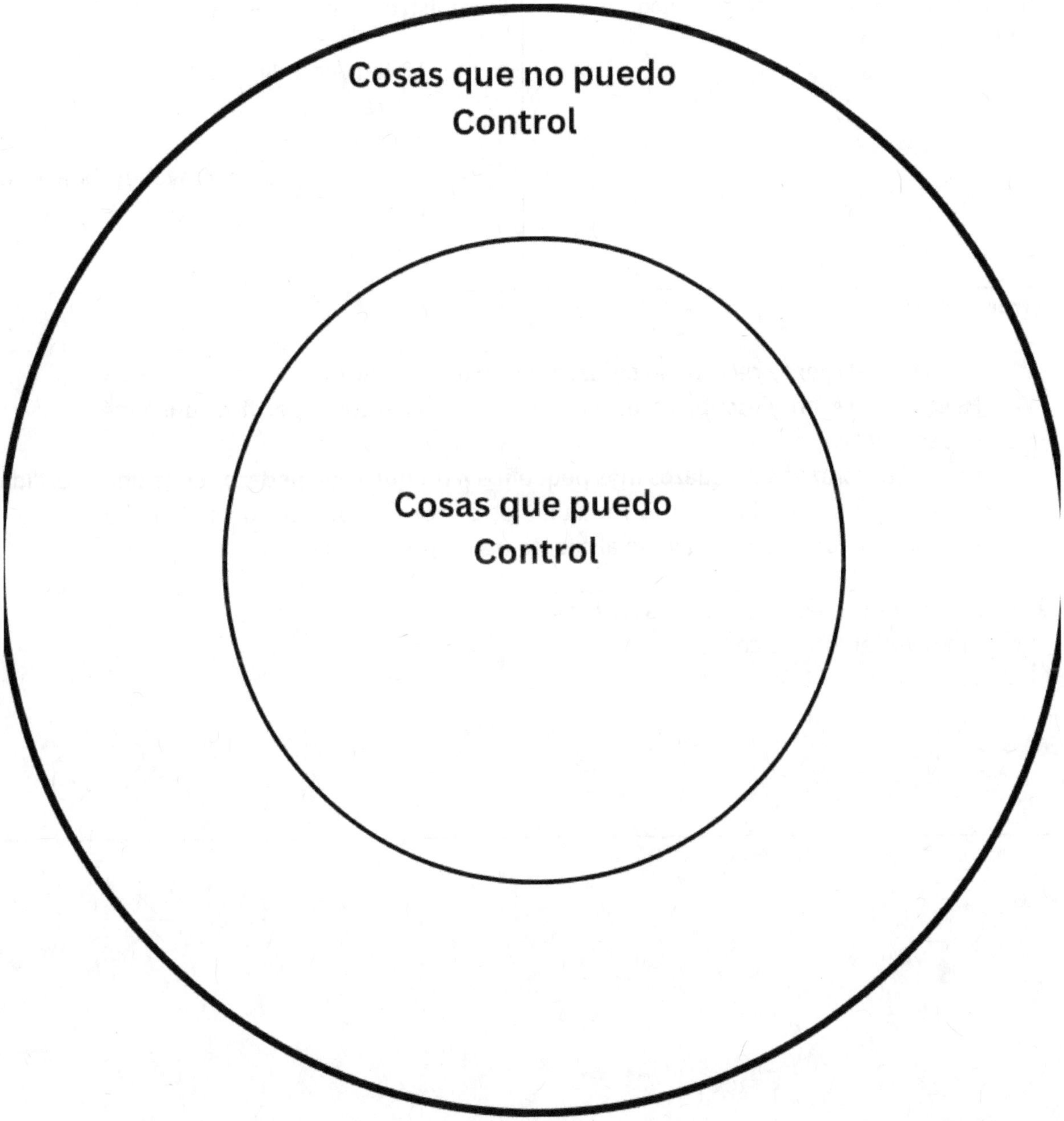

Todas las Edades

Curando Un Corazón Roto

Objetivos:

- Actividad para afrontar el duelo y la pérdida de todo tipo.

Suministros necesarios para el clínico:

1. Repartir folleto

Suministros necesarios para el cliente:

1. Folleto/cartulina roja
2. Tijeras
3. curitas
4. lápiz, marcadores, crayones, bolígrafos, etc.

Instrucciones:

1. Haga que el cliente recorte un corazón en cartulina roja.
2. Haga que el cliente escriba cosas, personas y/o recuerdos específicos que esté experimentando.
3. Rompe el corazón en pedazos más pequeños para que cada pedazo tenga una "pérdida".
4. Retire las tiras y úsalas para volver a unir las piezas del corazón con cinta adhesiva y escriba una fortaleza que ayude al cliente a afrontar la situación.

Páginas web, herramientas, recursos o notas útiles:

- empoweremotions.com

Curando Un Corazón Roto

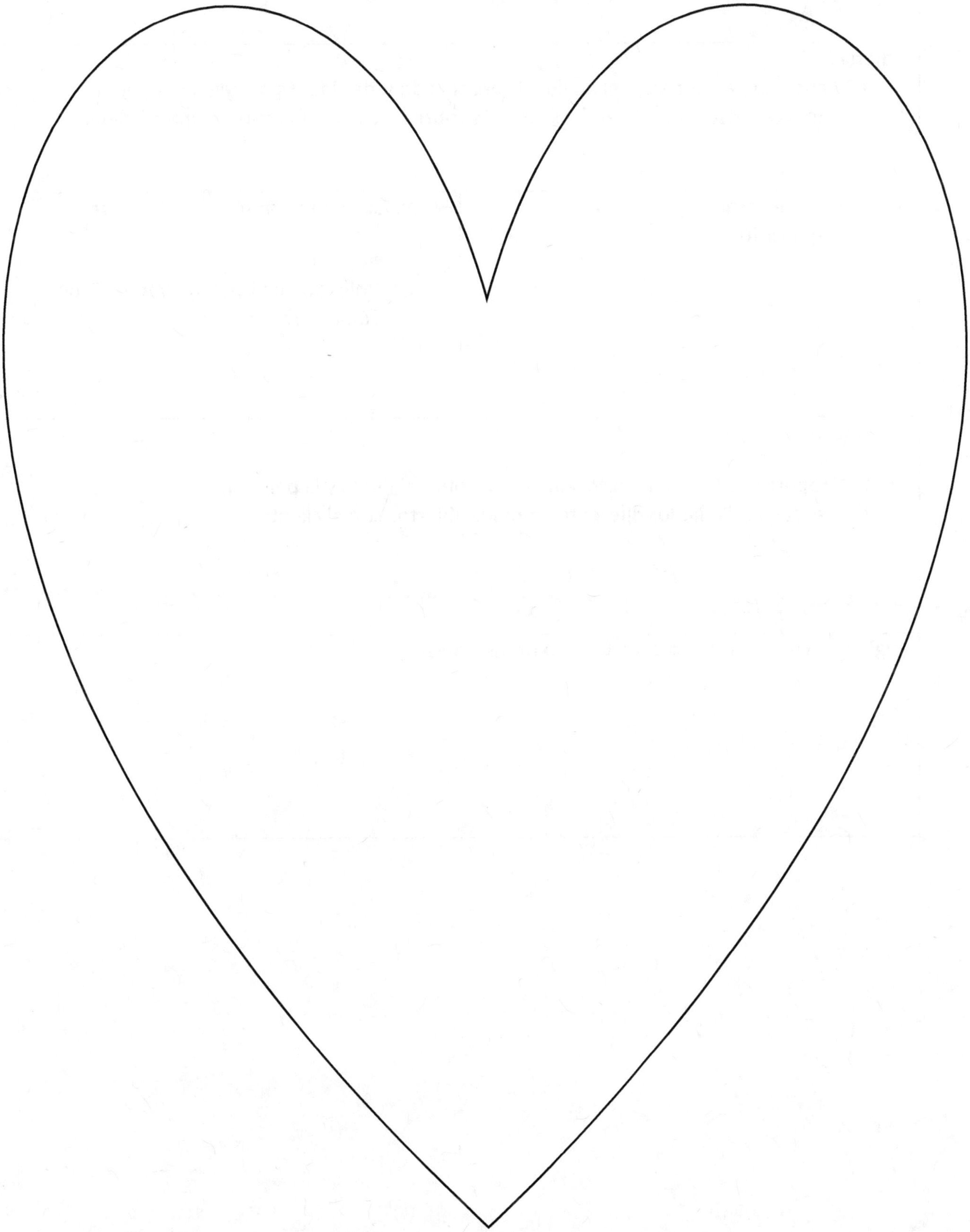

Todas las Edades

Piezas del "Adiós"

Objetivos:

- Actividad para afrontar el duelo y la pérdida de todo tipo. Esta actividad tiene como objetivo empoderar a los clientes sobre la narrativa detrás de una pérdida.

Suministros necesarios para el clínico:	**Suministros necesarios para el cliente:**
1. Repartir folleto	1. Repartir 2. Bolígrafo, lápiz, marcador, lápiz de color o crayón.

Instrucciones:

1. Proporcionar al cliente psicoeducación sobre el duelo y la pérdida.
2. Revisar y rellenar los diferentes campos abiertos con el cliente.

Páginas web, herramientas, recursos o notas útiles:

Piezas del "Adiós"

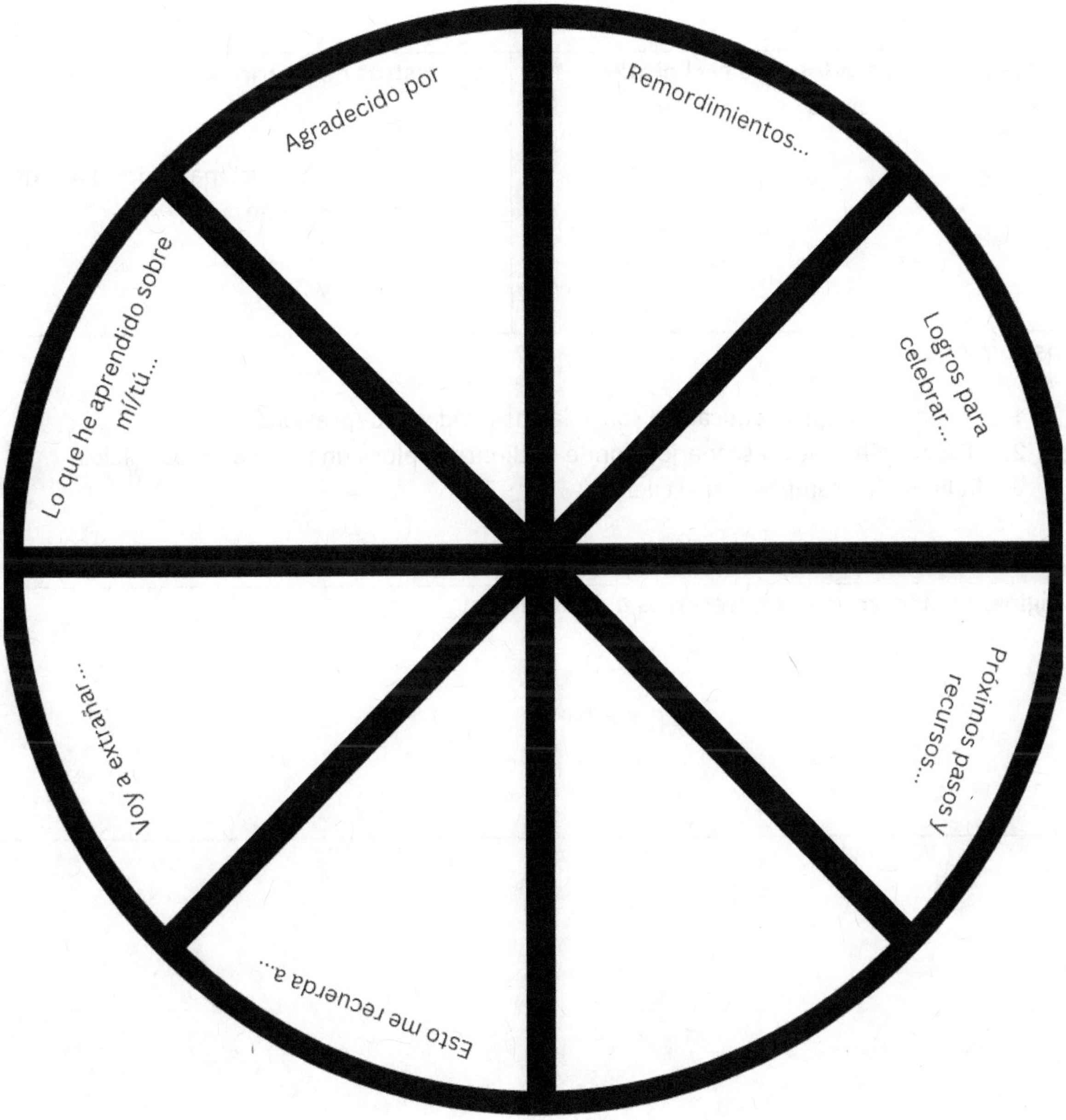

Adolescente

Si No Me Importaría

Objetivos:

- Actividad para ayudar a los clientes a desarrollar su autoestima y su carácter.

Suministros necesarios para el clínico:

1. Repartir folleto

Suministros necesarios para el cliente:

1. Repartir
2. Bolígrafo, lápiz, marcador, lápiz de color o crayón.

Instrucciones:

1. Proporcionar psicoeducación sobre la ansiedad y la depresión.
2. Discuta diferentes escenarios donde el cliente explora una vida libre de juicios.
3. Rellenar los campos con el cliente.

Páginas web, herramientas, recursos o notas útiles:

Si No Me Importaría

Si no te importara lo que otras personas pensaran o dijeran sobre ti, ¿qué cosas harías de manera diferente a como lo haces ahora?

Me gustaría ______________________________

Yo no lo haría ______________________________

Yo diría ______________________________

Yo escucharia ______________________________

Yo empezaría ______________________________

Yo iría ______________________________

Lo intentaré ______________________________

Me gustaría ver ______________________________

Yo pararía ______________________________

Ya no lo haría ______________________________

Todas las Edades

Coloréame Estado de Ánimo

Objetivos:

- Verificación del estado de ánimo para identificar la variedad de estados de ánimo que un cliente puede sentir al mismo tiempo.

Suministros necesarios para el clínico:	**Suministros necesarios para el cliente:**
1. Repartir folleto	1. Repartir 2. Bolígrafo, lápiz, marcador, lápiz de color o crayón.

Instrucciones:

1. Proporcionar psicoeducación sobre las emociones.
2. validar las diferentes emociones del cliente
3. Haga que el cliente asocie colores con una emoción completando la clave.
4. Haga que el cliente coloree el contorno con los colores de los sentimientos que siente durante la sesión/evento.

Páginas web, herramientas, recursos o notas útiles:

Coloréame Estado de Ánimo

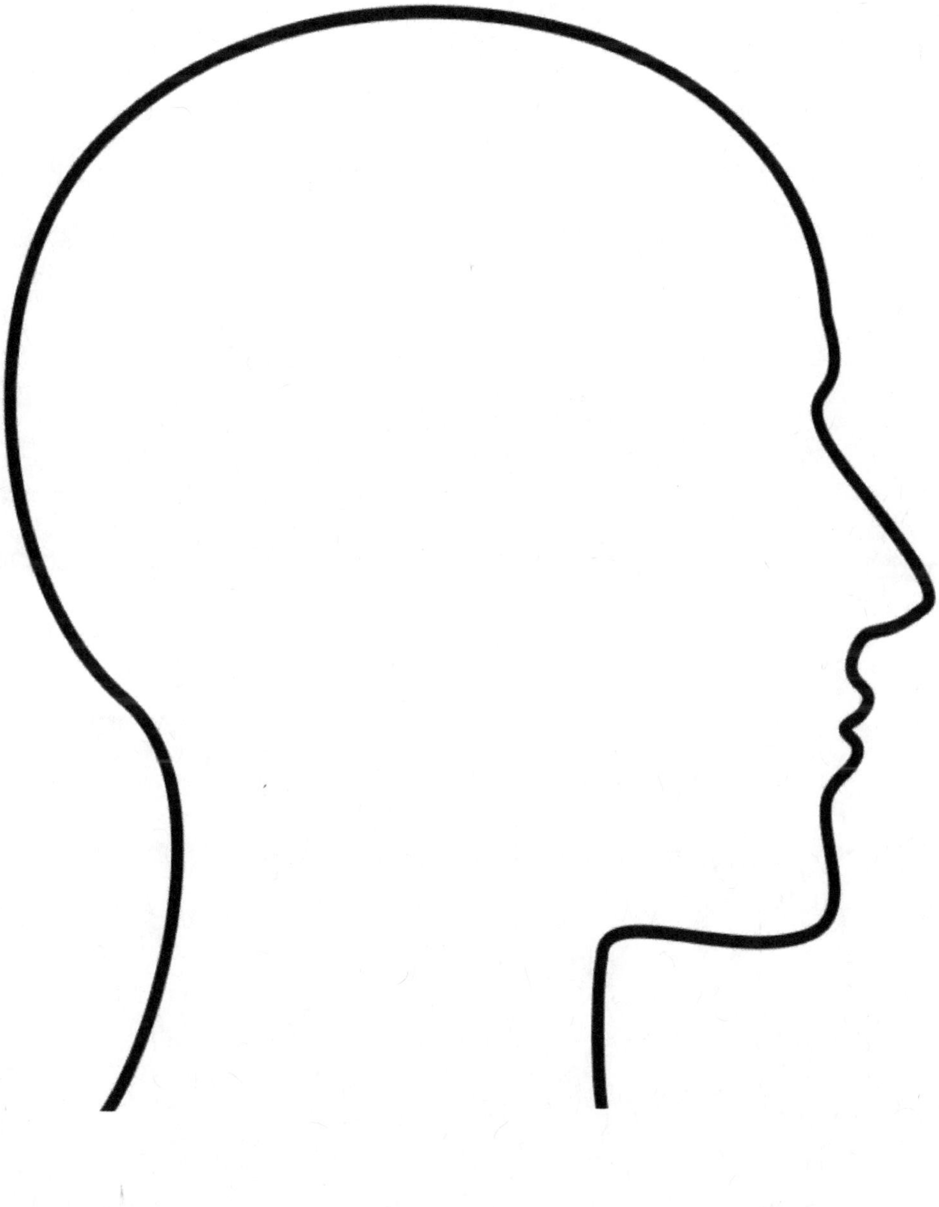

Appendices

Appendices A

Cómo usar la tecnología para responder fluidamente a las emociones de otra persona

Relación Terapéutica: La investigación muestra que esto es un fuerte predictor de la respuesta al tratamiento en entornos de salud mental. Se define como la relación de trabajo entre el clínico de salud mental y el paciente e incluye metas compartidas para el tratamiento, la presencia de calidez, autenticidad, preocupación genuina y un vínculo colaborativo (Lopez, 2019).

TECNOLOGÍA

- Ancho de Banda Adecuado
  - Ayuda a mejorar las imágenes de video para apreciar el afecto, movimientos corporales, contacto visual, gestos
  - Evita el desfase en la transmisión verbal para aproximarse a las sesiones presenciales
  - Beneficia la apreciación de cambios sutiles en la expresión facial, embotamiento, temblores, ayudas en la detección del temblor en la ansiedad, etc.
- Colocación de la Cámara
  - Una iluminación adecuada es importante para el clínico y el cliente
  - Pida poder ver al menos la mitad superior del cuerpo del cliente
  - Pida a todos los participantes que sean totalmente visibles en la cámara o que cada uno firme con su propio teléfono o computadora.
- Micrófonos
  - Insista en que el cliente use auriculares o algún tipo de audífono para poder detectar claramente el discurso del paciente y preservar un espacio de trabajo confidencial.
- Sistemas de Respaldo
  - Tenga un plan si una sesión se desconecta debido a una falla del sistema.
  - Teléfono o computadora.
- Imagen-en-imagen
  - Ayuda a monitorear su propia expresión facial para ayudarlo con retroalimentación y auto-monitorear sus propias expresiones.
  - No tiene esta retroalimentación inmediata en sesiones cara a cara. Úsela.
  - Mueva su imagen y la imagen de su cliente justo debajo de la cámara en su computadora o en su teléfono para que parezca que tiene contacto visual con sus clientes.
  - Se ha encontrado que el contacto visual es esencial para establecer una relación terapéutica.

INTERVENCIONES

- Ofrezca una sesión de práctica
  - Permita tiempo para practicar con su cliente cómo iniciar sesión, aprender el programa y hacer preguntas.
- Explique la telemental salud a sus clientes
  - Algunas investigaciones muestran que los clientes se sienten más cómodos con esto que el propio clínico.
  - Explore su comodidad o incomodidad de manera continua.
  - Explique los riesgos y los beneficios.
  - Explore la experiencia pasada de su cliente con la telemental salud en cualquier entorno.
  - Dígales por qué se está utilizando.
- Espacio de Trabajo
  - Sentado: Siéntese en un escritorio o mesa que le permita moverse libremente para acceder a recursos en línea o computadoras, o para que su cliente pueda ver al menos la mitad superior de su cuerpo. Evite sentarse en camas, sofás o pisos.
  - Establezca un área designada que se asemeje a un entorno clínico. Los clientes pueden ver su fondo. Elija su fondo muy cuidadosamente. Ej. Biblioteca, pared en blanco, etc.
- Presencia Profesional
  - Uso del yo profesional: Puede estar trabajando desde casa, pero debe presentarse a la sesión con la vestimenta profesional que se espera en su lugar de trabajo.
- Compromiso personal
  - Mire a la cámara.
  - Hable alto.
  - Hable claramente.
  - Sea amable.
  - Sea consciente de su comodidad e incomodidad.

Appendices B

Aplicaciones Para la Anotación de Documentos en Línea y Herramientas de Marcado

¿Qué son las herramientas de anotación y marcado de documentos en línea?

- Las herramientas de anotación y marcado de documentos en línea lo ayudan a colaborar con sus clientes cuando no tienen acceso a papel, bolígrafos, crayones u otros materiales de arte. Estas aplicaciones ayudan a usted y a su cliente a resaltar, subrayar y tachar texto en PDF y otros formatos de documentos. Es una herramienta de tecnología de asistencia que puede ayudar a los estudiantes con necesidades especiales necesita participar en actividades con usted. Puede agregar cuadros de texto, formas e imágenes. Tú puedes colaborar fácilmente en documentos durante la sesión y evitar las molestias de imprimir documentos.

¿Qué significa "Aplicaciones"?

- La palabra es la abreviatura de "aplicación". Aplicación se refiere a una aplicación de software para un teléfono o una computadora. Están diseñados para ejecutarse en un dispositivo móvil como un teléfono, notebook, computadora o reloj. En nuestro caso utilizamos estas aplicaciones para permitirnos realizar tareas educativas y terapéuticas específicas.

Lista de aplicaciones a considerar:

- Google para la educación: https://edu.google.com/?modal_active=none
- Kami: https://www.kamiapp.com/?ref=producthunt
- PDF Annotator: https://www.pdfannotator.com/en/
- Diigo: https://www.diigo.com
- Bounce: https://bounceapp.com

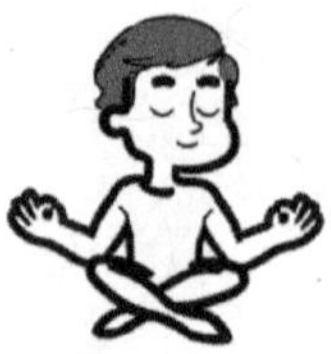

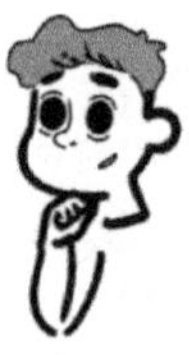

Appendices C

10 Plataformas Tecnológicas Compatibles Con HIPAA

Las pautas de HIPAA (Ley de Responsabilidad y Portabilidad de Seguros Médicos) requieren salud mental proveedores que transmiten PHI electrónica (Información de salud protegida), para adoptar privacidad y salvaguardias de seguridad. Las siguientes son 10 plataformas que cumplen con HIPAA. Están listados en orden alfabético. Depende de cada proveedor de salud mental investigar qué tecnología la plataforma les conviene más. Este listado no se considera como un respaldo de ninguno de los productos. Simplemente los enumeramos para ayudarle a comenzar su búsqueda de productos que cumplan con HIPAA plataformas.

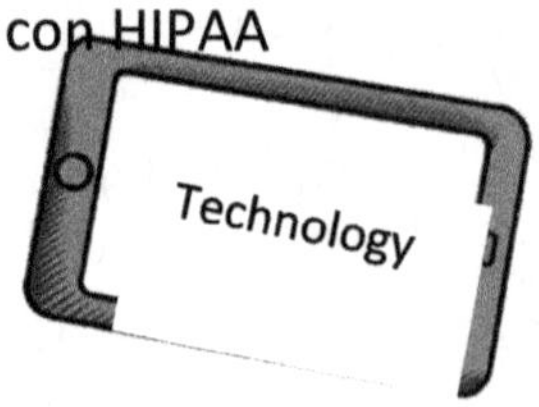

1. Doxy.me: https://doxy.me
2. TheraLINK: https://www.thera-link.com
3. Theranest: https://theranest.com
4. Zoom for Healthcare: https://zoom.us/healthcare
5. GoToMeeting: https://www.gotomeeting.com
6. Medici: https://www.medici.md
7. Vsee: https://vsee.com
8. Simple Practice: https://www.simplepractice.com
9. Ring Central for Healthcare: https://www.ringcentral.com
10. VTConnect: https://vtconnect.net

Appendices D

Herramientas de Evaluación en Línea

Las herramientas de evaluación en línea son útiles en el trabajo de salud telemental. Los siguientes son enlaces a sitios web que proporcionan herramientas de evaluación en línea gratuitas. Utilice su criterio profesional cuando elegir qué herramientas son mejores para su cliente.

- Medidas de evaluación en línea del DSM V: "Estas medidas de evaluación del paciente fueron desarrollado para ser administrado en la entrevista inicial del paciente y para monitorear el tratamiento progreso, sirviendo así para avanzar en el uso del estado sintomático inicial y del paciente información de resultados informados (PRO), así como el uso de criterios de gravedad "anclados" instrumentos de evaluación" (Manual diagnóstico y estadístico de los trastornos mentales: DSM-52013)
    - https://www.psychiatry.org/psychiatrists/practice/dsm/educational-resources/assessment-measures
- MDCALC: PHQ9 para depresión, GAD 7 para ansiedad, Escala de ansiedad de Hamilton, Columbia escala de gravedad del suicidio... etc.
    - https://www.mdcalc.com
- Mental Health America: exámenes de detección disponibles para prueba de depresión, depresión posparto, Prueba de ansiedad, Prueba de psicosis, Prueba bipolar, Prueba de trastorno alimentario, prueba trastorno de estrés postraumático, prueba para padres, prueba para jóvenes, prueba de adicciones, prueba de depresión (Prueba de depresión - Español), Prueba De Ansiedad, Mejor Atención Para Adultos, Trabajo Encuesta de salud, Encuesta a trabajadores sanitarios...etc.
    - https://screening.mhanational.org/screening-tools
- Psycom: Depresión, trastorno bipolar, trastorno obsesivo-compulsivo (TOC), trastorno de ansiedad generalizada (TAG), esquizofrenia, manía, bulimia, trastorno límite de la personalidad (TLP), adicción sexual...etc.
    - https://www.psycom.net

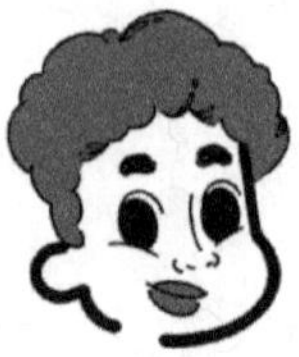

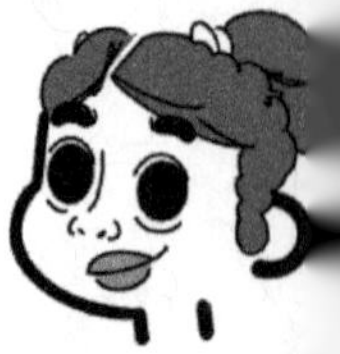

Biografías

Flor Chaidez PPSC, LCSW es una trabajadora social clínica autorizada con más de 20 años de experiencia experiencia trabajando en Salud Mental Escolar en distritos escolares locales. Ella tiene una práctica privada y continúa formando pasantes de Trabajo Social. Flor Chaidez se crió en el Norte del Este de Los Ángeles. Esta experiencia ha informado su visión sobre el trabajo por la justicia social y problemas de salud mental. El refugio en el lugar le hizo darse cuenta de que los proveedores de salud mental carecían de herramientas, ya que todos nos estábamos adaptando a una nueva normalidad.
https://www.chaidezsupportservices.com/

Obregon Psychological & Educational Services

Verónica Obregón, PPSC, LCSW, Ed.D. es un trabajador social clínico autorizado con más de 20 años de experiencia en salud mental escolar. Ella es adjunta de tiempo completo en un enseñanza universitaria local para los programas MSW y BSW. Ella tiene una práctica privada que brinda psicoterapia individual y consultas de salud mental a organizaciones. El Dr. Obregón nació en la Ciudad de México y creció en el Este de Los Ángeles. Sus orígenes siempre han impulsado su impulso por la justicia social y la salud mental.
www.veronicaobregon.com

Acuerdo de Licencia de Usuario Final

También Conocido como Acuerdo de Licencia de un Usuario

CONDICIONES DE USO

Compraste un acuerdo de licencia de un solo usuario para este producto. Eso significa que este producto es para su uso exclusivo y no se puede copiar para compartir con otra persona. Si otra persona pregunta compartir o copiar este elemento, es ético que los dirija a la ubicación donde
Compré este artículo.

PUEDES UTILIZAR

- Para uso personal
- Para usar con clientes

NO

- Dar esto a otros
- Copie este libro o cualquier parte de este libro para uso de otros
- Publicar este libro o cualquier parte de este libro en un sitio web público o con capacidad de búsqueda
- Copie o modifique este libro para la venta

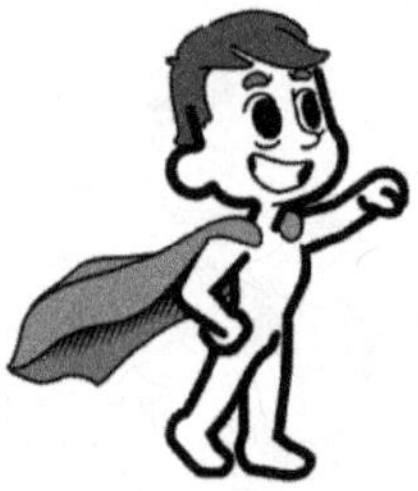

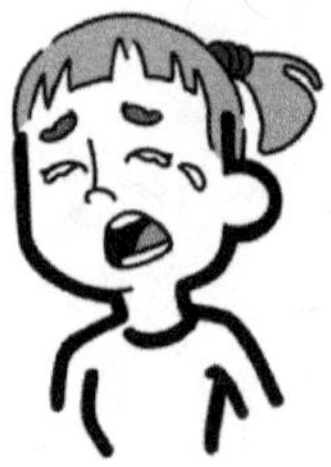

Referencias

Augusterfer, E., Mollica, R., & Lavelle, J. (2015). *A review of telemental health in international and post-disaster settings* doi:10.3109/09540261.2015.1082985

Augusterfer, E., Mollica, R., & Lavelle, J. (2018). Leveraging technology in post-disaster settings: The role of digital health/telemental health. *Current Psychiatry Reports, 20*(10), 1-8. doi:10.1007/s11920-018-0953-4

Brunzell, T., Stokes, H., & Waters, L. (2016). Trauma-informed positive education: Using positive psychology to strengthen vulnerable students. *Contemporary School Psychology, 20*(1), 63-83. doi:10.1007/s40688-015-0070-x

Clark, R. E. (2008). *Turning research into results : A guide to selecting the right performance solutions*. Charlotte, NC: Information Age Publishing Inc. Retrieved from /z-wcorg/

Contreras, S., Porras-Javier, L., Zima, B., Soares, N., Park, C., Patel, A., et al. (2018). Development of a telehealth-coordinated intervention to improve access to community-based mental health. *Ethnicity & Disease, 28,* 457-466. doi:10.18865/ed.28.S2.457

Glueck, D. (2013). *3 - establishing therapeutic rapport in telemental health* Elsevier Inc. doi:10.1016/B978-0-12-416048-4.00003-8

Goldstein, F., & Glueck, D. (2016). Developing rapport and therapeutic alliance during telemental health sessions with children and adolescents. *Journal of Child and Adolescent Psychopharmacology, 26*(3), 24-211. doi:10.1089/cap.2015.0022

Grady, B., Myers, K. M., Nelson, E., Belz, N., Bennett, L., Carnahan, L., et al. (2011). Evidence-based practice for telemental health. *Telemedicine Journal and E-Health, 17*(2), 131-148. doi:10.1089/tmj.2010.0158

Hassija, C., & Gray, M. J. (2011). The effectiveness and feasibility of videoconferencing technology to provide evidence-based treatment to rural domestic violence and sexual assault populations. *Telemedicine Journal and E-Health, 17*(4), 39-315. doi:10.1089/tmj.2010.0147

Hilty, D. M., Ferrer, D. C., Parish, M. B., Johnston, B., Callahan, E. J., & Yellowlees, P. M. (2013). The effectiveness of telemental health: A 2013 review. *Telemedicine Journal and E-Health, 19*(6), 444-454. doi:10.1089/tmj.2013.0075

Jones, A. M., Shealy, K. M., Reid-Quiñones, K., Moreland, A. D., Davidson, T. M., López, C. M., et al. (2014). Guidelines for establishing a telemental health program to provide evidence-based therapy for trauma-exposed children and families. *Psychological Services, 11*(4), 398-409. doi:10.1037/a0034963

Lambert, M. J., & Barley, D. E. (2001). Research summary on the therapeutic relationship and psychotherapy outcome. *Psychotherapy: Theory, Research, Practice, Training, 38*(4), 357-361. doi:10.1037/0033-3204.38.4.357

Lopez, A., Schwenk, S., Schneck, C. D., Griffin, R. J., & Mishkind, M. C. (2019). Technology-based mental health treatment and the impact on the therapeutic alliance. *Current Psychiatry Reports, 21*(8), 1-7. doi:10.1007/s11920-019-1055-7

Myers, K., & Comer, J. (2016). The case for telemental health for improving the accessibility and quality of children's mental health services. *Journal of Child and Adolescent Psychopharmacology, 26*(3), 186-191. doi:10.1089/cap.2015.0055

Revere, D., Nelson, K., Thiede, H., Duchin, J., Stergachis, A., & Baseman, J. (2011). Public health emergency preparedness and response communications with health care providers: A literature review.(research article). *BMC Public Health, 11*, 337.

Stamoulos, C., Trepanier, L., Bourkas, S., Bradley, S., Stelmaszczyk, K., Schwartzman, D., et al. (2016). Psychologists' perceptions of the importance of common factors in psychotherapy for successful treatment outcomes. *Journal of Psychotherapy Integration, 26*(3), 300-317. doi:10.1037/a0040426

Stewart, R. W., Orengo-Aguayo, R., Cohen, J. A., Mannarino, A. P., & de Arellano, M.,A. (2017). A pilot study of trauma-focused Cognitive–Behavioral therapy delivered via telehealth technology. *Child Maltreatment, 22*(4), 324-333. doi:10.1177/1077559517725403

Stewart, R. W., Orengo-Aguayo, R., Wallace, M., Metzger, I. W., & Rheingold, A. A. (2019). Leveraging technology and cultural adaptations to increase access and engagement among trauma-exposed african american youth: Exploratory study of school-based telehealth delivery of trauma-focused cognitive behavioral therapy. *Journal of Interpersonal Violence,* , 886260519831380.

Ulzen, T., Williamson, L., Foster, P., & Parris-Barnes, K. (2013). The evolution of a community-based telepsychiatry program in rural alabama: Lessons learned--A brief report. *Community Mental Health Journal, 49*(1), 101-5. doi:10.1007/s10597-012-9493-2

Worldometers.info. *Worldometer.* Retrieved June 5, 2020, from https://www.worldometers.info/coronavirus/country/us/

www.ingramcontent.com/pod-product-compliance
Lightning Source LLC
LaVergne TN
LVHW060452061126
851857LV00016B/1806